8° T 18e
4473

GUIDE MÉDICAL

POUR

L'HYGIÈNE ET LE TRAITEMENT

DES

MALADIES

De la GORGE, du NEZ, du LARYNX et des OREILLES

LEURS RELATIONS

AVEC LES AFFECTIONS QUI EN DÉPENDENT SOUVENT

BRONCHITES, PHTISIE, ASTHMES, TOUX, YEUX (Affect. ext.), etc.

PAR

Le D' F. MADEUF

Président de la Société des Médecins-Pharmaciens
Ancien professeur à l'Association philotechnique de Paris
BI-LICENCIÉ ÈS SCIENCES
Professeur libre de Rhino-Laryngologie et d'Otologie
à l'École pratique de la Faculté de Médecine de Paris
Et à sa « CLINIQUE - ÉCOLE », 46, rue de l'Arbre-Sec, etc.

(L'ÉTÉ à **La Bourboule** et au **Mont-Dore.**)

PRIX : 0 fr. 60

(Franco contre timbres-poste)

3e ÉDITION

REVUE ET AUGMENTÉE

1892

PRÉFACE

Bien que ce petit travail soit surtout destiné au public, les praticiens y trouveront néanmoins quelques renseignements utiles.

Il n'existe aucun ouvrage traitant des relations des premières voies respiratoires avec les autres affections, et principalement avec celles des poumons, de l'estomac, de la peau, de l'anémie et des affections nerveuses. C'est en pratiquant la médecine générale au Mont-Dore et à la Bourboule, pendant l'été, qu'il m'a été permis de réunir pour mes cours et conférences les documents que j'offre au public et aux médecins. Je serai très heureux, si cela peut être utile.

Dr F. M.

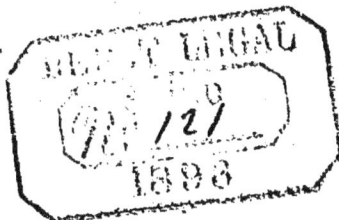

TABLE DES MATIÈRES

MALADIES DU NEZ, DE LA GORGE ET DU LARYNX

MALADIES

DE LA

GORGE, DU LARYNX & DU NEZ

Leurs relations avec les affections des autres organes.

———◆———

L'OBSTRUCTION NASALE

(Narines souvent bouchées)

SES CAUSES — SES CONSÉQUENCES

POUR LE DÉVELOPPEMENT, L'INTELLIGENCE
DE L'ENFANT ET POUR LES OREILLES,
LES YEUX, LA GORGE, LE LARYNX, L'ESTOMAC,
LA PEAU, LES RELATIONS SOCIALES
ET LES AFFECTIONS NERVEUSES

Leçon d'ouverture du cours de RHINO-LARYNGOLOGIE
ET D'OTOLOGIE *à* L'ÉCOLE PRATIQUE
DE LA FACULTÉ DE MÉDECINE DE PARIS

~~~~~~~~~~~

« Messieurs,

« Avant d'aborder l'étude spéciale des maladies de la partie supérieure des voies respiratoires et de leur relation avec celles des autres organes, je crois utile de vous rappeler quelle révolution vient de s'accomplir dans cette spécialité médicale, toute récente, sous l'influence d'un alcaloïde à peu près inconnu dans la thérapeutique il y a seulement quelques années.

Grâce à la cocaïne, je vous montrerai, dans nos conférences pratiques de technique rhino-laryngoscopique et de médecine opératoire, que le pharynx nasal à peu près invisible dans plus d'un tiers des cas même pour les plus habiles, est maintenant à la portée de vue de tous les spécialistes un peu exercés. Comme sur le cadavre et mieux que sous la narcose, on peut étudier, examiner à volonté, la partie postérieure du nez, *celle qui est la plus importante*, et y pratiquer, avec *l'habileté que donne un exercice quotidien*, les grattages, les opérations de toutes sortes auxquels on ne songeait même pas tout récemment.

Du côté du larynx, il n'est pas un malade qui puisse échapper à l'examen, et, avec un peu de patience, tout véritable spécialiste peut arriver rapidement, non seulement à porter réellement et *toujours*, le pinceau, les tampons médicamenteux dans cet organe, mais encore, et avec la *plus grande précision*, la pince, la curette, ou le galvano-cautère.

Il peut aussi traiter les maladies du poumon avec d'excellents résultats par les injections intra-laryngiennes. Bientôt tous les praticiens seront obligés de mépriser un peu moins l'étude de tous ces organes et particulièrement du plus important de celui qui est chargé de filtrer l'air, de le chauffer, de lui fournir l'humidité suffisante pour que la gorge, le larynx, les poumons se trouvent dans une atmosphère normale. »

Causes de l'obstruction nasale.

« Je vous donnerai, aujourd'hui, un résumé des principales affections du nez, afin de mieux vous faire comprendre leurs conséquences.

L'obstruction nasale peut être produite par :

1° Le coryza aigu ou chronique ;

2° Les polypes muqueux ;

3° Les végétations *adénoïdes* et les grosses amygdales ;

4° Les déviations de la cloison ;

5° Les croûtes et les végétations de différentes sortes ;

6° Les cancers et les polypes fibreux.

Coryza chronique. -- Rhinite. -- Rhume de cerveau.

« Sous le nom de coryza chronique ou de catarrhe nasal on entend une affection mal connue, mal définie et qui se caractérise par du gonflement ou de l'hypertrophie de la muqueuse nasale avec ou sans sécrétions. Le malade passe par des alternatives de respiration facile ou difficile. Son nez se bouche insensiblement, surtout vers trois ou quatre heures du matin.

« Ainsi trouvent leur explication, ces accès d'étouffements qui réveillent subitement les malades, principalement les enfants.

« L'inspiration par le nez était normale lorsqu'ils se sont endormis. Peu à peu, le nez se bouche par gonflement de la muqueuse ; les mucosités viennent compléter l'obturation. Il se passe exactement la même chose que si vous adaptiez à un chien, trachéotomisé et endormi, un robinet à la canule. — En fermant progressivement le robinet, vous verriez l'animal faire des efforts de plus en plus grands pour la respiration ; à un moment donné, il se réveillerait brusquement, absolument étouffé, appelant l'air de toutes ses forces. — Ouvrez le robinet et tout rentre dans l'ordre. '

« Nous connaissons un commerçant de la Bourboule qui se réveille quelquefois la nuit, brusquement, en proie à la plus grande gêne respiratoire. Il se précipite à la fenêtre ; tout est fini.

« Si les voies nasales se ferment insensiblement, en revanche elles s'ouvrent presque toujours brusquement ; le plus souvent sans cause appréciable, ou, encore, sous l'influence d'une émotion, du froid, du chaud, de certaines poudres (acide borique, cocaïne, menthol, tabac. La plupart des priseurs ont du coryza chronique et prisent pour se dégager le nez).

Le malade a sensation du phénomène quand il se produit. Il entend une espèce de petit bruit, perçoit l'écoulement d'un liquide et son nez est débarrassé. S'il se couche d'un côté, ce côté se bouche pendant que l'autre devient libre et réciproquement. J'ai pu à volonté étudier tous ces phénomènes depuis tantôt quinze ans que je suis atteint de cette affection.

Il est important de bien savoir tous ces détails pour comprendre les conséquences de l'obstruction nasale, conséquences, d'autant plus graves que les alternatives de bien et de mal par lesquelles passent les malades leur font négliger cette affection ; — ces malades fussent-ils *médecins ou chirurgiens des hôpitaux de Paris.* »

. . . .

« S'il existe moins d'odorat ou si on ne respire plus par le nez, c'est qu'on est porteur d'une affection qui a le siège dans le nez, ou dans l'arrière-gorge. Comme il est toujours facile de rétablir une respiration nasale à peu près normale, on ne doit dans aucun cas, hésiter à faire pour cela le traitement nécessaire, sous peine de s'exposer à des complications graves, qu'il eût été facile d'éviter.

« Une mère qui a un enfant respirant par la bouche est donc coupable et mérite des reproches si elle n'a pas soin de faire examiner et soigner son enfant; si elle laisse reposer sa conscience sur le préjugé si dangereux, qui règne dans l'esprit de beaucoup de gens, même médecins, que « cela passera avec l'âge ».

. . . .

« Le coryza chronique *complique presque toujours l'existence des polypes, des grandes déviations de la cloison, des végétations adénoïdes, des grosses amygdales.* Ce fait est important. Vous devrez vous en rappeler quand vous aurez à procéder à leur opération..... »

Traitement.

La première des questions est de tenir *le nez propre.* Pour enlever les sécrétions, les poussières, nous recommandons à nos malades de faire passer dans les narines, avec un siphon nasal, matin et soir, de l'eau chaude contenant une 1/2 cuillerée du mélange des sels contenus dans les sécrétions normales pour ne pas affaiblir la muqueuse. Un 1/2 verre de liquide suffit largement. Nous ne considérons pas la *douche nasale comme l'application d'un médicament, mais comme une mesure de propreté.* On doit se laver le nez quand il est malade, comme on se lave la bouche et les autres parties du corps. Il est important de le faire remarquer aux malades, sans quoi ils ne tarderaient pas à se fatiguer.

Le dernier mot n'appartient à aucune eau minérale. Par des applications d'électrolyse, par l'enlèvement des obstacles, par la section d'une partie de la muqueuse avec l'appareil de Hooper on arrive en très peu de temps à la guérison. Toutes ces opérations peuvent être faites sans douleur, sans déranger rien à ses habitudes, ni à la direction du traitement.

L'important, c'est qu'elles soient faites par une main rompue à toutes ces pratiques beaucoup plus difficiles que certains le croient généralement. Brûler, couper une muqueuse n'est pas difficile, surtout quand le malade est dans l'impossibilité de contrôler. Mais pour le bien faire, n'en déplaise à quelques-uns, c'est autre chose.

Et les malades le savent bien. S'ils encombrent les cliniques; s'ils y attendent des heures, c'est qu'ils préfèrent perdre du temps, afin être opérés par un Docteur qui traite continuellement des personnes ayant le même mal qu'eux.

Coryza aigu.

Fièvre des foins.

Nous nous dispenserons de donner beaucoup de détails. Tout le monde peut se rendre compte des inconvénients de l'obstruction nasale ; car il est en effet bien peu de personnes qui n'aient été, pendant plusieurs jours au moins gênées, par le vulgaire rhume de cerveau, le coryza aigu, pour parler un langage médical : enchifrènement, douleur frontale, fièvre légère ou assez forte, surdité, obstruction nasale, courbature, besoin continuel de se moucher. On mouille deux et trois mouchoirs, puis le nez, la lèvre se gercent, se fendillent, irrités par les mucosités qui s'écoulent constamment.

Bientôt le « rhume descend sur la poitrine », etc.

Nous pourrions ajouter que le coryza aigu complique certaines maladies infectieuses comme la rougeole, la scarlatine, la syphilis, les gros furoncles des environs du nez.

Certains médicaments le provoquent comme l'iodure de potassium, etc.

On traitera le coryza aigu, par des insufflations de poudre antiseptique et décongestionnante, «cocaïne, menthol». On évitera surtout les imprudences pour ne pas amener des complications.

Sous le nom de fièvre des foins « hay-fever », on désigne une attaque de coryza aigu qui survient dès les premières fenaisons. Les malades sont obligés de quitter le pays s'ils veulent échapper à une oppression terrible et persistante.

Il est possible de modifier cette affection par un traitement nasal bien compris et principalement par l'électrolyse faible.

Hypertrophie des Amygdales.

Végétations et Tumeurs adénoïdes. — Angines. Amygdalites.

Nous avons quatre sortes d'amygdales : les premières à l'entrée du pharynx, que tout le monde connaît, une deuxième à la base de la langue, une troisième derrière le voile du palais, sur l'apophyse basilaire, un peu en arrière de la cloison nasale, cette dernière amygdale peut s'étendre jusqu'aux trompes d'Eustache et provoquer la surdité.

La pathologie, la structure, les inconvénients de l'amygdale pharyngée sont les mêmes que des amygdalites ordinaires. Tout enfant porteur de grosses amygdales a neuf chances sur dix d'avoir en même temps l'amygdale du pharynx hypertrophiée.

Par sa position, l'adénome du pharynx, s'oppose à la libre déplétion des veines du cornet inférieur et à la fonction de la muqueuse de ce cornet; fonction qui consiste à fournir à l'air de l'inspiration une quantité d'humidité et de chaleur considérables.

C'est dire que le coryza chronique complique dans la majorité des cas, mais pas toujours, la présence de végétations adénoïdes.

La coexistence de l'hypertrophie de l'amygdale pharyngée avec celle des amygdales palatines, explique aussi l'erreur dans laquelle tombent tant de praticiens qui se contentent d'enlever les amygdales.

L'hypertrophie des amygdales pharyngées persiste très longtemps. J'ai offert, à la plupart des spécialistes du monde entier, la photographie du même enfant à l'âge de dix-huit mois, trois ans, six ans, dix ans, quatorze ans. Dans ces cinq photographies qu'on peut aussi voir à notre clinique et dans notre cabinet, l'enfant tient la bouche toujours ouverte. Il présentait tous les symptômes de l'idiotie : la bouche toujours béante, le facies hébété, etc.

Son intelligence, comme celle de beaucoup de ses congénères s'était peu développée. Cela nous a donné l'idée de visiter les services d'idiots où nous avons constaté un nombre considérable d'enfants porteurs de végétations adénoïdes auxquelles on ne prêtait aucune attention.

Les grosses amygdales et les végétations adénoïdes, empêchant la libre respiration nasale s'opposent aux développements de l'enfant.

La poitrine s'enfonce, le sternum se projette en avant, les épaules se voûtent; la colonne vertébrale s'incurve, et de plus se produisent · les bron-

chites continuelles à répétition, les angines, le
croup et le faux-croup, la laryngite striduleuse;
compliqués encore par l'état nerveux et anémique
des petits malades, les mauvaises digestions, les
cauchemars, les réveils en sursauts; la carie des
dents, leur mauvaise disposition prenante ou che-
vauchante, la surdité et les écoulements d'oreilles,
les maux de tête, d'yeux, etc., et, ce qui est pire,
une prédisposition à contracter les maladies contagieuses et leurs complications si redoutables.

Quant aux amygdalites, un rien les détermine;
la gorge se prend, des frissons surviennent, la peau
devient brûlante, la fièvre éclate et, avec tout ce cor-
tège, un abattement considérable, de l'inappétence,
de la douleur aiguë, de la brûlure intense dans la
gorge; le malade ne peut plus avaler sa salive,
tant les mouvements de déglutition sont douloureux.

Puis, peu à peu, tout rentre dans l'ordre, jusqu'à
ce qu'à la moindre occasion, éclate une nouvelle
poussée.

Traitement. — Le meilleur, c'est l'opération
qui n'est ni douloureuse, ni dangereuse. Avec
l'antisepsie et l'habileté que donne l'habitude,
il n'existe plus aucun danger.

Le tissu adénoïde est indolore, l'opération n'est
donc pas pénible. Nous employons la narcose si
l'opération des végétations adénoïdes doit être
faite en une fois. Quant à l'enlèvement des amygdales, nous préférons le serre-nœud électrique.

On peut aussi les toucher à l'électrolyse.

En attendant l'intervention du spécialiste qui
aura presque toujours le dernier mot, on fera des
insufflations nasales de poudres antiseptiques, on
donnera du sirop iodo-tannique (bien préparé); on
badigeonnera les amygdales avec l'acide sulforici-

nique iodo-ioduré, on versera dans le nez des solutions médicamenteuses qui tomberont dans la gorge. Enfin, on s'amusera à courir toutes les villes d'eaux, les bains de mer. On y est aussi bien qu'ailleurs.

Polypes muqueux du Nez.

Les polypes muqueux sont des masses blanchâtres, transparentes, d'aspect gélatineux que nos chirurgiens arrachent brutalement avec des pinces; procédé digne d'une autre époque.

Quelques détails seulement. On les trouve à tout âge, mais surtout vers 40 ou 50 ans. Ils sont bien plus fréquents qu'on ne le croit. Nous les avons souvent constatés chez des malades qui nous consultaient pour une affection étrangère à l'appareil de l'olfaction ; cela parce que nous examinons les nez de tous nos malades comme nous examinons leurs yeux, leurs urines, etc. Ils s'insèrent un peu partout, mais généralement sur le cornet moyen ; quelquefois en avant et ils ferment l'orifice du sinus frontal (névralgies frontales); d'autres fois, ils s'insèrent au-dessus du cornet moyen et le compriment (douleurs oculaires); enfin, ils pendent souvent derrière le voile du palais, c'est là qu'ils sont le plus difficiles à voir et à extraire pour quiconque n'a pas une grande habitude. On les trouve chez les personnes d'une même famille. J'ai soigné deux jumeaux dans ce cas. Presque toujours les individus porteurs de polypes sont sujets aux coryzas fréquents, aux accès d'asthme, aux névralgies frontales, aux migraines. Nous avons guéri, par l'extraction de polypes, Mme X..., commerçante à la Bourboule, d'une migraine datant de plus de deux ans et pour laquelle tous les médicaments

avaient été essayés; en même temps, un enrouement consécutif, dû à l'obstruction nasale, a été
rapidement amélioré *sans aucune médication.*

Traitement. — Il n'y a qu'un seul traitement
pour les polypes, c'est leur extraction. Ne vous
laissez jamais opérer par le procédé qui consiste
à inciser largement un côté du nez, renverser un
vaste lambeau sur la joue, arracher les polypes et
recoudre comme le font quelques grands chirurgiens des plus en renom, qui ne veulent pas encore céder le terrain aux spécialistes.

Nous en avons eu un triste exemple chez un malade du Mont-Dore. Il est vrai qu'il s'agissait d'un
polype fibreux, mais parfaitement opérable par les
procédés ordinaires ou l'électrolyse.

Le malade n'eut pas confiance; tous les médecins
lui conseillaient d'aller à Paris.

Nous l'avons revu à notre clinique, la figure entièrement délabrée. Une hémorrhagie épouvantable
avait empêché le chirurgien de terminer l'opération.

Désolé d'un aussi coûteux et mauvais résultat
(que nous lui avions prédit), ce pauvre malade
est venu nous prier de ne pas lui en vouloir et de
terminer l'opération en été, dans notre pays.

Ne permettez jamais à aucun médecin d'intro-
duire dans le nez une pince à forci-pressure, cela
à l'aveugle : c'est un procédé barbare. Nous
avons soigné le père d'un pharmacien de la Cha-
rente qui préférait extraire lui-même les polypes
avec une pince quand ils le gênaient un peu trop,
plutôt que de s'abandonner à un médecin.

Quel ne fut pas son étonnement quand il nous
vit sortir ses polypes sans souffrance, sans effusion
de sang.

Pour citer un autre exemple de l'audace avec laquelle certains praticiens introduisent une pince dans le nez, nous citerons le cas d'un pharmacien du Lot qui se plaignait d'obstruction nasale. Evidemment, lui dit son médecin, vous avez des polypes, et il lui introduisit une pince, massacrant tout sur son passage et ne trouvant même pas trace de polypes, à son grand étonnement, d'ailleurs.

L'extraction des polypes faite par une *main exercée est un vrai jouet d'enfant*; cela presque sans aucune perte de sang ou très peu du moins.

Une bonne cautérisation et même un râclage des racines empêchent généralement, ou tout au moins limitent les récidives.

Tout cela sans *aucune douleur*, avec la *cocaïne*, ce médicament si précieux entre les mains de qui sait l'appliquer.

Obstruction nasale par les déviations de la cloison.

La cloison nasale est rarement verticale, elle oblique à droite ou à gauche et rend inégales les deux fosses nasales, elle peut arriver à obturer presque complètement un côté du nez, ce qui oblige l'autre à recevoir toutes les impuretés de l'air, à fournir toute la chaleur, toute l'humidité, à accomplir en un mot un travail physiologique double. Alors, les cornets du côté obstrué ne tardent pas à subir le sort de tous les organes surmenés; ils s'hypertrophient ou s'atrophient, aussi la première des conditions de guérison est de détruire la partie déviée. C'est une opération très simple qui n'oblige pas le malade à s'aliter.

Les spécialistes qui s'attaquent au cornet dans le cas de déviation de la cloison compromettent gravement l'avenir de la santé de leur malade.

Le cornet, même hypertrophié, est un organe à ménager et souvent il ne l'est pas, car il reprend son volume normal après la section de la partie déviée. Ne vous laissez jamais toucher un cornet s'il y a une déviation un peu accentuée de la cloison.

5° *Obstruction nasale* par les croûtes surtout chez les jeunes enfants qui ne se mouchent pas. Ce genre d'obstruction se rencontre aussi chez les adultes, mais il n'est pas constant, en ce sens que les malades se débarrassent de temps à autre.

Nous renvoyons les malades à l'article consacré à l'*ozène*.

6° Enfin, les *tumeurs* (polypes fibreux, cancers, végétations) de toute nature. Ce sont des raretés, pour lesquelles il faudra consulter un médecin.

Conséquences de l'Obstruction nasale.

« 1° *Pour le développement et l'intelligence de l'enfant.*

« L'enfant ne mouche pas; la plus petite mucosité amène chez lui l'obstruction du nez. Il éprouve alors les plus grandes difficultés pour teter; il suffoque. — Méfiez-vous de la syphilis héréditaire à cet âge et agissez en conséquence.

Plus tard, si l'enfant est porteur de végétations adénoïdes, de grosses amygdales, presque toujours compliquées de coryza chronique, le facies est typique : La bouche est toujours béante, le visage sans expression et les traits en sont effacés. Les oreilles coulent souvent. L'enfant est nerveux et inintelligent, souvent parce qu'il est sourd. Les idiots ont presque tous de l'obstruction nasale.

La taille est plus petite que ne le comporte l'âge,

les membres sont grêles, la poitrine étroite, le sternum projeté en avant, on croirait ces petits malades rachitiques; et les erreurs de ce diagnostic ne sont pas rares, les dents sont mal rangées, chevauchantes, l'haleine est fétide, la parole faible, nasonnée. Ces petits êtres sont toujours malades, prennent des bronchites à répétitions, des angines. — Souvent ils se réveillent la nuit à moitié asphyxiés, terrifiant les parents par ce que l'on appelle improprement la laryngite striduleuse.

Le lobule du nez, la lèvre supérieure sont souvent eczémateux, etc. Tout enfant atteint d'obstruction nasale est un sujet de prédilection pour les maladies contagieuses, si la main du spécialiste ne rétablit pas une respiration normale.

2° *Pour les Oreilles.*

« La plupart des personnes dont le nez est souvent bouché par coryza ou pour tout autre cause, ont l'audition diminuée — et les malades ne s'en aperçoivent souvent qu'en examinant à quelle distance ils entendent leur montre. Si cette distance est moindre de 1^m50 il y a diminution de la perception auditive. Presque tous les écoulements d'oreilles *qui rendent sourds tant de personnes*, cela à cause du préjugé si difficile à déraciner (que ça passera avec l'âge) — sont dus à l'obstruction nasale.

Ils ont été généralement provoqués par un coryza ou une amygdalite et, pour les guérir, il faut avant tout faire disparaître la cause, c'est-à-dire traiter le nez ou la gorge.

« **Les Yeux.** — La muqueuse du canal lacrymal, d'une narine fréquemment bouchée, participe au gonflement de la muqueuse nasale et les larmes ne s'écoulent plus. Les malades vont des mois se faire sonder; ils ont des conjonctivites rebelles, des kératites qui se terminent souvent par des taies, des suppurations du sinus frontal, des douleurs oculaires par compression du rameau nasal du nerf qui fournit la sensibilité à l'œil.

Un de nos amis ayant annexé un service d'yeux à notre clinique, nous avons eu la bonne fortune de rencontrer de nombreux cas considérés comme chroniques et qu'une intervention nasale a guéri. Vous savez que les malades dont la guérison se fait attendre se précipitent toujours vers toute nouvelle clinique, après avoir parcouru toutes les autres.

Le *catarrhe printanier* suit toujours le *coryza* et il nous souvient que dans une réunion d'oculistes où l'on présentait un de ces cas contre lesquels les médecins des yeux sont si désarmés, je fis remarquer, et le malade dit après moi, que l'apparition du catarrhe printannier coïncidait avec le coryza. Le traitement devait donc être dirigé du côté du nez.

Enfin la plupart des suppurations du coin de l'œil, du sac lacrymal, sont aussi provoquées par l'hypertrophie de la muqueuse nasale et surtout par l'accumulation des croûtes et des mucosités épaissies.

Conséquences de l'Obstruction nasale pour la Gorge et du Larynx.

« Si l'air arrive à la gorge, au larynx, rapide, sec et froid, avec ses poussières, ses microbes, il est assez facile de comprendre les conséquences de cet état de choses. La gorge est bientôt malade, les angines sont fréquentes. Et comment en serait-il autrement? Ne savons-nous pas que toute partie du corps malade ou fatiguée, exposée à la contagion, est un lieu de prédilection pour le développement des microbes.

Il vous est arrivé de laisser votre bras découvert pendant la nuit et vous vous rappelez avec quelle difficulté et quelle lenteur vous pouviez le remuer. Or, l'individu qui respire par la bouche expose pendant 8 ou 10 heures la muqueuse et les muscles de sa gorge, de son larynx à un courant d'air froid, d'autant plus froid qu'il est sec et emprunte par conséquent de l'humidité à la muqueuse, c'est-à-dire une chaleur encore plus considérable. Comment les cordes vocales dont la partie active est surtout le muscle pourraient-elles bien fonctionner si, pendant un tiers de la journée, elles sont exposées au froid. C'est pour réduire à sa plus simple expression cet inconvénient, que nous recommandons à nos chanteurs de prendre l'inspiration par le nez.

L'arrivée du froid, des microbes, voilà l'explication de ces angines, de ces amygdalites, bronchites à répétition, surtout chez les enfants.

S'il existait une statistique bien établie, elle montrerait certainement une plus grande fréquence de mort par maladies contagieuses avec ou sans complications, chez les enfants dont les narines sont bouchées.

L'influence de l'obstruction nasale est telle qu'une laryngite de deux à trois ans s'est rapidement améliorée chez une commerçante de la Bourboule, *sans aucun traitement*, rien que par le rétablissement de la respiration par le nez.

Nous avons guéri par une opération intra-nasale une jeune fille enrouée depuis plus de quinze ans, et qui avait reçu des pinceaux et des tampons pendant des années dans le larynx. Il est vrai que tant de médecins croient porter le pinceau dans le larynx et le mettent à côté. Le malade ne peut pas contrôler, rien n'empêche d'essayer.

Chacun ne sait-il pas qu'un mal de gorge, une laryngite, une bronchite, succède généralement au rhume de cerveau.

Les spasmes de la glotte, les pertes de connaissance, les toux paroxystiques, les crises d'étouffement, la laryngite dite striduleuse, existent principalement chez les personnes dont les narines sont fréquemment bouchées.

Nous avons donné nos soins à un Roumain en traitement au Mont-Dore. Il tombait subitement au milieu d'un accès de toux, et perdait connaissance. Nous connaissons un commerçant de la Bourboule qui se réveille brusquement la nuit, en proie à la plus grande gêne respiratoire, il se précipite à la fenêtre pour prendre l'air, tout est passé. Cela tient à une déviation de la cloison qu'il veut absolument garder. J'ai pu observer ces cas chez un enfant que j'ai fait garder plusieurs nuits. Le nez se bouche insensiblement, le malade respire de plus en plus difficilement, mais il ne se réveille pas ; à un moment donné, l'asphyxie commence et le malade se réveille brusquement, les yeux hagards, la terreur peinte sur son visage, il se croit étouffé. En quelques secondes, tout rentre dans l'ordre à moins qu'une toux rauque, quinteuse, croupale, se déclare, ce qui épouvante les parents. Nous avons vu un de ces cas semer la peur dans un hôtel. Tous les locataires voulaient déménager. Il peut se produire des accidents semblables, même chez les enfants dont le nez est parfaitement libre, s'il ne mouche pas les sécrétions. J'ai fait cesser ces accès d'étouffement chez un petit malade, en le faisant moucher toutes les trois heures, pendant la nuit, en lui soufflant de l'air par une seule narine, de manière à faire sortir les sécrétions. »

Conséquences de l'obstruction nasale pour les relations sociales.

« Les personnes dont le nez est bouché dorment mal, ont l'haleine forte.

> Un baiser c'est bien douce chose
> Cueilli sur une lèvre rose.

Inutile de donner plus de détails sur ces conséquences.

Le goût est diminué, ce qui équivaut à un désastre pour ceux dont le métier exige un palais délicat.

Les artistes chanteurs sont forcés de renoncer à leur gagne-pain et les personnes dont la voix serait belle, restent désolées de ne pouvoir s'en servir.

Les professeurs doivent chercher un autre moyen d'existence ; c'est ce qui nous est malheureusement arrivé il y a bientôt six ans. Les déboires que cela nous a valu, personne ne le saura. Quitter l'atmosphère tranquille des bibliothèques, des musées, des laboratoires, des stations zoologiques maritimes comme le Havre et Concarneau où nous sommes allé deux ans de suite ; abandonner les travaux commencés, les projets, les explorations futures, pour venir pharmacien à droite et à gauche. Tout cela nous a été très pénible. Heureusement, il nous a été possible de revenir à un autre enseignement dont le charme n'est pas moindre pour nous. Cela n'est certainement pas donné à tous.

Quiconque a eu un coryza connaît un peu les inconvénients de l'impossibilité de la respiration par le nez. Il se rappelle les maux de tête, les larmoiements, les bronchites consécutives, « le rhume de cerveau descendu sur la poitrine, » sans compter l'état d'irritabilité continuelle dans laquelle on se trouve, les difficultés d'attention, la chaleur toujours à la tête, les migraines consécutives; plus d'un tiers des migraines sont dues aux affections de l'organe olfactif.

Enfin, il est certaines personnes que la « fièvre des foins » oblige à tout quitter, à se sauver du Nord au Sud, et vice versa, pour échapper aux poussières du foin si dangereuses pour elles. D'autres ne peuvent respirer certaines poussières et doivent quitter leurs professions.

Encore quelques années et les médecins français seront au courant de tous ces faits qui, certainement, seront des raretés pour nos arrières-neveux; le coryza chronique disparaîtra comme ont disparu la pourriture d'hôpital et la septicémie, ces deux fléaux qui tuaient à eux seuls plus de blessés que les chirurgiens n'en guérissaient. »

Pour connaître les conséquences de l'obstruction nasale sur les maladies de la peau, de nerfs, des enfants, de l'estomac, sur les migraines, l'anémie, etc., nous renvoyons le lecteur aux articles spécialement consacrés à chacune de ces maladies.

Pour les maladies du poumon, lire : les articles intitulés la toux de gorge, l'asthme, l'emphysème.

On a exagéré les reflexes d'origine nasale comme les cas d'asthme, d'œsophagisme, etc. Pour ces deux derniers cas surtout, publiés par des médecins, dont la compétence est très discutable en rhinologie, on a mis sur le compte de l'hypertrophie des cornets, de polypes, des cas où l'opération guérissait momentanément par suggestion.

LE NEZ TROP LIBRE
SES CAUSES — SES CONSÉQUENCES
POUR LES RELATIONS SOCIALES,
L'ANÉMIE, L'ESTOMAC, LES MALADIES DE LA PEAU,
D'OREILLES, DES YEUX, DES POUMONS, ETC.

Deuxième Leçon professée à l'ÉCOLE PRATIQUE
DE LA FACULTÉ DE MÉDECINE DE PARIS

« MESSIEURS,

« Après avoir consacré notre première leçon à montrer les conséquences si graves de l'obstruction nasale, je vais vous présenter celles encore plus désastreuses du nez trop libre, plus désastreuses parce qu'il est plus difficile d'y remédier.

Quand les fosses nasales secrètent beaucoup de mucosités, de croûtes ; quand le malade se mouche énormément, salit beaucoup de mouchoirs, l'intérieur du nez *ou plutôt les cornets* se détruisent.

L'espace situé entre eux et la cloison devient trop libre et désormais l'air ne sera plus chauffé, ni filtré, ni humidifié et il arrivera sec, froid, chargé de poussières et de microbes, au pharynx, à la gorge, au larynx et aux poumons.

Vous voyez d'ici les conséquences pour chacun de ces organes : pharyngite sèche, gorge toujours sèche, laryngite sèche, grande susceptibilité du poumon pour la moindre transition de température, comme le fait de passer d'un endroit chaud à un endroit froid, de sortir l'hiver ; et, si on ausculte le malade on ne découvre rien aux poumons. Nous soignons une dame à Paris qui respire la santé ; grande, forte, elle ne peut supporter cependant la moindre transition de température sans être enrhumée, au grand étonnement de tout le monde et principalement de son médecin qui n'y a jamais rien compris.

Nous avons aussi soigné une demoiselle de l'Aude venue plusieurs années au Mont-Dore, pour bronchites continuelles et nous avons été assez heureux pour arrêter les progrès du mal, et faire cesser les sécrétions.

Or, vous savez que c'est presque toujours à la suite des bronchites que survient la tuberculose du poumon. C'est dire que le nombre des tuberculeux dont le nez est bouché ou trop libre, ce qui dans les deux cas facilite les rhumes, doit être plus grand qu'on ne le pense généralement. Nous pouvons en juger par notre clientèle et d'après ce fait que *les praticiens considèrent l'intégrité des voies nasales comme quantité absolument negligeable, et n'examinent jamais le* NEZ DE LEURS MALADES.

Le danger du nez trop libre est d'autant plus grand que souvent le malade et le médecin ne s'en doutent pas. Quelquefois une déviation simple ou double de la cloison, complète ou incomplète, rend l'inspiration normale, comme facilité et comme vitesse.

Nous en connaissons un exemple chez une de nos camarades de laboratoire au Muséum. Quoique très intelligente, d'un esprit supérieur, jamais elle ne s'est doutée de rien. Comment aurait-elle soupçonné quoi que ce soit, puisque sa situation intellectuelle et pécuniaire lui permettait de s'adresser à toutes nos sommités.

Souvent aussi, la sécrétion est tarie, les cornets sont détruits depuis longtemps, le malade a oublié qu'il y a 5, 10, 15, 20 ans, il mouchait beaucoup de mucosités filantes, visqueuses, très adhérentes, tombant souvent dans la gorge, mucosités déjà fétides, senties encore à ce moment, l'odorat étant encore intact.

L'idée ne peut donc lui venir que la plus grande partie de sa muqueuse nasale, celle qui purifie l'air, le chauffe, l'humidifie est à tout jamais perdue pour lui.

Quant aux praticiens, l'influence de la destruction de l'intérieur du nez sur une affection du poumon *est chose absolument nouvelle, même pour ceux qui ont la réputation de connaître ces affections.* J'en appelle *à votre témoignage : citez-moi seulement trois médecins des hôpitaux qui regardent dans le nez de leurs malades.*

Vous devez comprendre combien les malheureux qui ont perdu leurs cornets, cette partie si importante des voies aérifères doivent prendre de précautions, de drogues, courir d'eaux thermales et cela, avec l'espoir du prochain rétablissement ; d'une modification du poumon, qui n'est pour rien dans l'affaire ; de l'estomac très robuste si on ne l'empoisonnait pas, etc. »

FÉTIDITÉS NASALES

Ozène. — Punaisie. — Catarrhe chronique du Pharynx nasal. — Abcès des sinus. — Corps étrangers du Nez.

L'ozène, la punaisie des gens du monde est parmi les infirmités, la plus repoussante. Celui qui l'a constatée une fois, ne se trompera plus, s'il se retrouve à côté d'une personne atteinte de la même affection.

On ignore les causes de l'ozène, il est plus fréquent chez les jeunes filles au moment de la puberté. On le rencontre dans toutes les classes et dans toutes les catégories des individus, même chez les plus robustes.

Au début, le malade mouche beaucoup, les sécrétions nasales sont visqueuses, très adhérentes, tombent souvent dans la gorge où elles paraissent agglutinées comme de la poix.

Peu à peu les mucosités se déssèchent, l'envie, le besoin de se moucher est continuel et tout cela pour ne plus rien expulser, si ce n'est, de temps à autre, d'énormes paquets de croûtes d'une odeur infecte et pénétrante.

On croit à une fétidité stomacale ou buccale, et il n'est pas rare de rencontrer des médecins qui confirment cette opinion, assurent au malade que la sécrétion tarira lorsque l'estomac ira mieux. C'est justement le contraire; quand les matières en putréfaction ne tomberont plus dans la gorge, ne seront plus avalées, les aliments ne seront plus ensemencés de microbes de toute nature et l'estomac remplira normalement sa fonction.

Nous avons guéri sept à huit malades de dyspepsie, d'anémie, datant de plusieurs années, mais en général, ils se montraient très sceptiques au début. Il nous a fallu laver l'estomac de quelques-uns pour leur montrer les croûtes et les mucosités; alors ils se rendaient à l'évidence et se soumettaient au traitement du nez avec d'autant plus de docilité que l'estomac se rétablissait progressivement.

Traitement. — Faire des irrigations nasales de la manière indiquée avec un énéma nasal jusqu'à ce que le nez soit le plus propre possible. Pour cela, il est nécessaire d'employer plusieurs litres d'eau ayant la composition du sérum sanguin, afin de ne pas priver la muqueuse nasale, par endosmose, des sels qu'elle contient. Si l'on fait passer de l'eau pure dans le nez, la bouche, le rectum, le vagin, en un mot sur toutes les muqueuses, on retrouve dans cette eau une partie des corps chimiques de la muqueuse. Or, s'il est nécessaire de laver la muqueuse, elle est assez malade pour ne pas la rendre davantage en la privant de ses sels. Si on veut employer des antiseptiques l'acide borique, l'eau phéniquée 5/1000, sublimé 1/5000, il faut toujours ajouter les sels du sérum. On s'assurera que le nez est propre en vidant la cuvette, se mouchant bien et recommençant l'injection. *Tant qu'un demi-litre d'eau n'aura pas traversé les fosses nasales* sans entraîner une seule mucosité, il ne faudra pas s'arrêter, c'est une question *sine quâ non* de guérison, quand même il faudrait faire passer de l'eau pendant plus d'une heure comme cela nous est arrivé maintes fois. Pour compléter le détachement des croûtes, il faudrait la main du spécialiste, si cela est impossible on bourrera le nez avec de la vaseline au salol et à l'acide borique, on fera des insufflations de poudres : acide borique cristallisé, mais non en paillettes (très difficile à se procurer), d'acéto-tartrate d'alumine, etc.

En principe, tout nez comme toute oreille, bien lavée ne doit plus avoir d'odeur. Nous donnons la préférence au traitement par l'électrolyse quand le temps nous le permet.

Conséquences de l'Ozène.

Rien de plus terrible que d'être obligé de converser avec une personne atteinte d'ozène, d'être contraint de respirer ces bouffées d'air empoisonnées qui s'échappent à chaque expiration. Aussi, voit-on les personnes qui sont malheureusement atteintes, devenir des êtres dont on redoute l'approche; on a mal au cœur d'avance. Personne à l'école, dans les ateliers, les familles, ne veut se placer à côté d'elles.

« Nana refusait cette place de l'atelier parce que la voisine trouillotait du goulot. »

(ZOLA. — *L'Assommoir*.)

Heureusement que les malades n'ont pas conscience de la mauvaise odeur qu'ils répandent. Leur odorat a disparu, surtout du côté où les croûtes ont été le plus abondantes, quelques malades désespérés se laissent aller au suicide.

On ne saurait croire aussi le rôle considérable que joue pour la bonne harmonie du ménage la pureté de l'haleine par le nez. Cela est d'autant plus important qu'au début l'entourage du malade ne s'en est pas aperçu. Nous avons dans notre clientèle deux cas de divorce manifestement dus à la répulsion que donne l'ozène. Il nous souvient aussi d'une belle jeune fille qui nous consultait pour l'anémie et qui éclata subitement en sanglots dès que nous lui eûmes expliqué l'influence des sécrétions nasales en putréfaction sur sa dyspepsie et le rôle néfaste de cette affection pour le mariage. Tout en pleurant, elle nous apprit que son fiancé avait rompu brusquement sans explication. Elle venait de se rappeler un mouvement de recul instinctif qu'il avait eu dès le premier baiser donné en présence de la famille, mouvement mis naïvement par elle sur le compte de l'émotion.

Si les voisins ne s'aperçoivent pas de l'odeur, cela tient à ce que la colonne d'air s'échappant des narines est presque verticale, tandis que l'expulsion par la bouche est horizontale. Une personne dont les sécrétions nasales répandent de l'odeur peut parfaitement ne pas être remarquée. Il n'en est plus de même dans l'intimité. Aussi, nous conseillons à tous les malades qui mouchent énormément de ne pas laisser aller les choses, mais de consulter un médecin spécialiste s'ils veulent éviter les conséquences de la destruction de l'appareil olfactif; *du nez trop libre. (Voir article sur cette question.)*

Pour les conséquences du nez trop libre, concernant les relations sociales, voir notre article de l'Ozène et pour celles : des yeux, des oreilles, de l'estomac, l'anémie, lire les articles que nous avons publiés sur les principales maladies de chacun de ces organes.

Abcès des Sinus frontaux, maxillaires.

L'écoulement purulent par le nez, surtout par une seule narine lorsque le malade penche la tête en avant, ou dans la gorge, d'un seul côté, lorsqu'il est couché est presque toujours le signe d'une affection des sinus.

Les insufflations de poudre, les irrigations nasales à l'eau chaude antiseptique et de même composition chimique que le sérum constitueront le traitement d'attente. Les malades devront avoir recours au spécialiste dans le plus *bref délai.*

Syphilis. — Écrasement. — Applatissement. Effondrement du Nez.

« La syphilis aime le nez » (Fournier). Toute personne qui aura été atteinte de cette affection devra se mettre en garde dès la moindre apparition, d'une affection nasale *quelle qu'elle soit*. La syphilis produit des désordres épouvantables dans le nez qui *s'effondre* rapidement ce qui fait le désespoir des malades. Elle est d'autant plus dangereuse *qu'elle agit sournoisement*.

Souvent sans douleur elle réduit les os en bouillie, sous le nom de gomme, produits gommeux, et il est souvent trop tard pour intervenir utilement.

Pour les enfants surtout des personnes qui ont été atteintes de syphilis, il est nécessaire de se tenir encore plus en garde; c'est dans le nez que la syphilis héréditaire se manifeste avec prédilection. On voit tout à coup de charmants petits êtres bien inoffensifs, de belles jeunes filles, surtout au moment de la puberté, tout à coup défigurés à tout jamais, par un effondrement, un applatissement, un écrasement du nez; triste stigmate d'une maladie qu'on traite d'infamante, *mais à laquelle tous les jeunes gens sont exposés. Ce n'est qu'une question de chance*.

La syphilis et quelques autres maladies resteront longtemps obscures; c'est qu'à l'heure actuelle tous les animaux paraissent lui être réfractaires. On se demande à quoi sert à la société de tuer un Anastay au lieu de lui donner le choix entre la guillotine et l'inoculation de la syphilis, du croup, de la fièvre typhoïde, etc., suivie après guérison d'une vie tranquille bien assurée par de petites rentes et avec toutes les précautions, pour que l'individu ne se laisse plus aller à de nouvelles tentatives d'assassinat.

Qu'on ne vienne pas crier et protester, faire intervenir des sentiments d'humanité.

Il doit encore être plus agréable d'accepter l'inoculation d'une maladie que tout le monde peut avoir, qui sera bien soignée, bien surveillée, que de rester des mois à attendre le coup de grâce, avec toute une mise en scène destinée à le rendre plus terrible.

D'ailleurs, les connaissances vraiment positives n'existent que depuis l'inoculation directe, expérimentale, de la syphilis à des malades indemnes et innocents. Et personne n'a protesté; chacun est trop heureux d'avoir des renseignements précis.

Nul doute qu'avec les connaissances actuelles de la bactériologie, un homme expérimenté dans la matière trouverait rapidement un vaccin.

Faudra-t-il aller chez Béhanzin pour cela, comme le proposait en riant un de nos amis très versé dans ces questions? Nous promettons le gros lot à celui qui aurait ce courage.

Corps étrangers des fosses nasales.

Les enfants s'introduisent quelquefois des noyaux, des petits cailloux, etc., dans le nez, et un beau jour ils ne peuvent plus les faire sortir. D'autres fois, ce sont les aliments qui sont violemment projetés dans le nez par les efforts de vomissement ou d'éternuement.

Le meilleur est de recourir au médecin et, si possible, à celui qui s'occupe particulièrement du nez.

Epistaxis. — Saignements de Nez. — Moyens de l'arrêter à la portée de tous.

Les saignements du nez sont généralement dus à des ulcérations de la cloison nasale qui se recouvrent de croûtes. Chaque fois que le malade détache une de ces croûtes, soit en se mouchant, soit avec les doigts, l'ulcération revient à vif et le saignement du nez recommence.

L'épistaxis finit par devenir dangereux, car les pertes continuelles anémient le malade, mettent sa vie en danger. On nous a amené l'année dernière un homme absolument exsangue. Depuis trois jours, l'écoulement persistait et il était dû à une ulcération insignifiante. Le tamponnement des fosses nasales postérieures est presque toujours inutile et, de plus, il provoque, lorsqu'il est fait par des mains peu exercées, de nouvelles érosions de la muqueuse, ce qui le rend alors indispensable.

On arrête facilement le saignement du nez avec une solution d'antipyrine au douzième, appliquée avec du coton hydrophile.

Pour éviter le retour des saignements du nez, le malade « se bourrera » le nez avec de la vaseline salolée et boriquée trois fois par jour. Il évitera les violents efforts pour se moucher, prendra des bains de pieds fréquents.

Le spécialiste en cautérisant l'ulcération au galvano-cautère amènera une fois pour toutes la guérison.

Catarrhe chronique du Pharynx nasal.

Cette affection complique souvent le coryza chronique, mais elle peut en être indépendante. Les malades « ràclent » continuellement, se mouchent par la bouche, ont toutes les peines à expulser des mucosités poisseuses, adhérentes à la gorge. Le traitement appartient au médecin spécialiste qui guérira, du même coup, les maux de gorge et surtout les maux d'estomac, provoqués si fréquemment par cette maladie.

Nez déformé, irrégulier. — Veines. — Points noirs.

Beaucoup de difformités du nez comme les bosses, l'applatissement, les déviations, les points noirs, les rougeurs, les veines, peuvent se modifier par l'habileté ou la pratique du médecin.

La Toux de Gorge.

LES INJECTIONS INTRA-LARYNGIENNES, CONTRE LES AFFECTIONS DU POUMON. — NÉCESSITÉ DE SOIGNER LES AFFECTIONS DE LA GORGE ET DU POUMON SANS FATIGUER LE TUBE DIGESTIF.

Nous sommes heureux de présenter à nos lecteurs quelques passages d'un article dû à un de nos élèves et amis, le Dr Wladimir de Holstein et publié dans la *Semaine médicale*. Pendant près d'un an le Dr Wladimir de Holstein a suivi notre clinique et accepté nos opinions concernant l'influence des affections des voies aérifères sur les affections du poumon.

Le nombre déjà grand de personnes venant dans nos stations pour de l'emphysème (asthme vulgaire), provoqué exclusivement par une toux de gorge, nous a conduit à diriger tous nos effort contre le symptôme toux; et, cela tout en évitant aux malades l'ingestion d'une kyrielle de sirops, pâtes, pilules, potions, qui fatiguent le tube digestif, le système nerveux et ne donnent qu'une sécurité trompeuse.

La toux amène la toux.

Une toux incessante irrite la gorge et rend le poumon malade. Si le premier coupable soit le poumon par ses mucosités, les violentes contractions provoquées par les quintes, rendront bientôt la gorge et le larynx malades. Nous soignons à l'heure actuelle (mai), un homme souffrant violemment de la gorge et atteint d'une bronchite. Chez lui, il n'y avait que la gorge dangereusement malade; les quintes laissaient une irritation profonde, empêchant la déglutition et la parole.

De même, lorsque la gorge est le premier coupable, les efforts incessants de la toux déchirent les alvéoles du poumon, le rendent emphysémateux et la moindre bronchite, la première pleurésie, une fluxion de poitrine, deviennent très dangereuses.

Ce genre de malade se trouve fréquemment ici.

La *toux appelant la toux*, si on veut la calmer, quelle que soit son origine ou sa cause, il faut préalablement apprendre au malade à tousser. Les quintes sont absolument inutiles; avec de l'éducation et de la volonté les malades arrivent à molifier leur toux.

Si la toux est due à une irritation de la gorge, ils la calmeront énormément par le simple fait de se pincer les lèvres, de manière à obliger l'air de l'inspiration à traverser le nez, c'est-à-dire, à laisser dans le nez ses poussières en même temps qu'il s'échauffe et se charge d'humidité avant d'arriver à la gorge. L'expiration se fera par la bouche.

Si la toux est due aux secrétions bronchiques une forte inspiration par la voie nasale, suivie d'une violente expiration par la voie buccale suffit le plus souvent à débarrasser les poumons.

Nous utilisons beaucoup aussi les pulvérisations de quelques gouttes de liquide antiseptique et calmant que le malade projette dans sa gorge dès la première envie de tousser.

Voici enfin, le dessin d'un petit appareil nasal que le malade porte nuit et jour et qui lui permet de respirer continuellement un air rendu antiseptique, soit avec de la créosote, soit avec tout autre

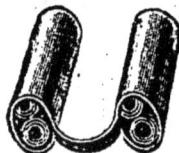

médicament. Il est très employé en Allemagne et, cet hiver, beaucoup de personnes auxquelles nous l'avions recommandé nous l'ont fait demander pour leurs amis.

La toux de gorge et son traitement.
(DR VLADIMIR DE HOLSTEIN.)

« Les affections des diverses parties dont l'ensemble constitue ce que le public désigne par le nom collectif de « gorge », à savoir le naso-pharynx, le pharynx et le larynx peuvent produire la toux aussi bien que le font les bronchites. C'est là une notion banale que, certes, tout confrère possède au moins théoriquement, *mais qui, chose singulière, est souvent délaissée sans aucune considération.*

Un malade se présente qui se plaint de tousser : sans examiner la gorge, vite on ausculte. Qu'on trouve des râles bronchiiq ues ou qu'on n'en trouve pas, peu importe : on s'empresse de prescrire un expectorant, un calmant ou un balsamique quelconque, et tout est dit. On le fait presque inconsciemment, par la grande habitude que l'on a de soigner tous les jours des affections broncho-pulmonaires, habitude qui associe intimement, dans l'esprit du praticien, l'acte de tousser à l'idée de bronchite ou de laryngo-bronchite. Or, pour peu qu'il s'agisse d'une toux de gorge, il est évident que toutes les potions du monde seront impuissantes contre le mal et que seul un traitement local approprié peut amener la guérison.

Parmi les différentes affections de la gorge, il en est une qui, par sa très grande fréquence et par l'intensité de la toux qu'elle produit, joue un rôle très important dans la pratique médicale quotidienne. C'est d'elle et de son traitement que nous allons surtout parler dans les lignes qui suivent.

Il s'agit d'un syndrome clinique qu'on peut appeler *catarrhe de la gorge*. Ce catarrhe, plus ou moins chronique, s'établit tantôt d'emblée, à la suite de certaines causes que nous n'avons pas à étudier ici ; tantôt il est le reliquat persistant d'une affection aiguë, telle que coryza, rhume, bronchite, grippe, etc. Le plus souvent il s'étend à la totalité de ce que nous avons appelé la gorge, c'est-à-dire qu'il implique à la fois les cavités nasales, le naso-pharynx, le pharynx et le larynx ; d'autres fois, il est plus ou moins localisé en arrière, dans le naso-pharynx ou en avant, dans le larynx.

Le symptôme prédominant de ce catarrhe est la toux, une toux souvent effrayante d'intensité et qui fait le désespoir du malade et de son entourage. Elle est due, d'une part, aux mucosités gluantes qui descendent du nez et de l'arrière-nez, le long de la paroi postérieure du pharynx qu'elles irritent, d'autre part, à une laryngite, soit primitive, soit secondaire, c'est-à-dire provoquée par les efforts de la toux pharyngienne.

Le malade mouche et crache beaucoup. De temps en temps, il est pris d'accès de toux très bruyants, pouvant provoquer parfois des efforts de vomissements ; ces accès de toux se produisent à toutes les heures du jour et de la nuit, mais ils sont particulièrement fréquents et intenses le matin, au lever. Il peut exister aussi un enrouement plus ou moins considérable, suivant le degré de l'affection laryngienne concomitante. L'auscultation des poumons donne un résultat absolument négatif. L'examen du nez et du pharynx permet de constater un état catarrhal, caractérisé par le gonflement, l'hyperémie et l'hypersécrétion de la muqueuse.

En l'absence d'un traitement approprié, ce catarrhe de la gorge et la toux, qui en est la conséquence, peuvent *s'éterniser* pendant des années. Nous connaissons une dame qui fut longtemps soignée, sans succès pour une toux quinteuse continuelle, par tous les moyens employés habituellement contre les bronchites. Finalement, on crut la toux d'origine tuberculeuse et on prescrivit la créosote et les vésicatoires. Or, il s'agissait, en réalité, d'une simple toux catarrhale de gorge, qui céda rapidement au traitement local.

2

Ce traitement, tel que nous allons le décrire, ne présente rien de nouveau, rien qui nous soit personnel. Nous l'avons vu appliquer dans différentes cliniques laryngologiques de Paris, et nous l'avons ensuite employé nous-même, avec succès, chez nos malades ; si nous croyons opportun d'en parler ici, c'est qu'il est encore inconnu de la généralité des médecins praticiens, et que, au moyen d'une légère modification du manuel opératoire habituel, ce traitement devient d'un emploi très facile, même pour celui qui ne possède aucune connaissance laryngologique spéciale.

Le traitement dont il s'agit s'adresse à la fois à toutes les parties atteintes de catarrhe — nez, arrière-nez et larynx — et consiste surtout dans des applications locales.

Les injections laryngiennes, pourvu qu'elles soient faites convenablement, sont toujours très bien supportées. Les cas sont rares dans lesquels elles se montrent impraticables, soit qu'il s'agisse d'individus timorés et à gorge extrêmement sensible, soit qu'on se trouve en présence d'un dégoût insurmontable pour le médicament.

Quant à l'action thérapeutique de ces injections dans les catarrhes de la gorge, elle se manifeste parfois instantanément dès la première séance par une diminution considérable, voire même par la disparition complète de l'enrouement. Au bout de quelques jours la toux diminue, puis cesse tout à fait.

Il va sans dire que les diverses affections qui compliquent et entretiennent souvent le catarrhe de la gorge, telles que polypes du nez, hypertrophie des cornets, hypertrophie des amygdales, etc., devront toujours être soumises au traitement spécial qu'elles exigent. Mais, même dans ces catarrhes de gorge compliqués, le traitement que nous avons indiqué suffira, souvent, non seulement à soulager le malade, mais encore à faire disparaître complètement le symptôme le plus désagréable de l'affection - la toux.

Ce n'est pas seulement dans le catarrhe de gorge que ces injections rendent des services. Elles sont encore utiles dans tous les états d'irritation du larynx, dans la laryngite aiguë, la laryngite professionnelle, la laryngite tuberculeuse, etc., où elles diminuent l'enrouement et calment la toux. Elles guérissent parfois aussi certaines toux (ou aboiements) hystériques qui font le désespoir du médecin. Elles peuvent même triompher des aphonies par paralysie hystérique des cordes vocales. C'est sans doute par suggestion qu'elles agissent dans les cas de ce genre.

Avec le procédé facile que nous avons indiqué, les injections laryngiennes méritent donc d'être largement employées dans la pratique médicale...... » *(Semaine médicale.)*

Pharyngite granuleuse. — Glandes. — Granulations de la Gorge.

Cette affection est une véritable vache à lait

pour beaucoup de médecins qui s'amusent à cautériser régulièrement les granulations de la gorge, au lieu de traiter et faire disparaître la cause. Les eaux minérales doivent beaucoup de reconnaissance aux granulations de la gorge. Elles constituent une bonne partie de leur clientèle et surtout la plus fidèle. Les dénominations varient un peu avec le médecin. C'est la pharyngo-laryngite des herpétiques, des arthritiques. Encore un mot, « l'arthritisme » que les médecins et les malades aiment à prononcer. Inutile de dire que tout le monde est arthritique, et si ce fameux arthritisme que nous avouons humblement ne pas bien comprendre, joue un rôle dans la pharyngite granuleuse c'est celui de la prédisposition, c'est le rôle du « terrain » dans les discussions des maladies microbiennes.

Supprimez l'obstruction ou l'affection nasale, et adieu les granulations et les cautérisations de la gorge et les agréables séjours dans les stations de montagne, privilégiées par l'existence d'une eau minérale plus ou moins chaude.

Les trois sortes de maladies de la Gorge et du Larynx.

Depuis que grâce à la cocaïne on a pu observer d'une manière plus attentive et plus parfaite les affections des premières voies respiratoires, on s'est aperçu que bon nombre des opinions répandues par les ouvrages classiques et admises par le monde médical sont erronées.

Nous considérons trois sortes de maladies de la gorge :

1° Celles qui sont purement locales ;

2° Celles qui sont sous la dépendance des affection du nez ;

3° Celles qui sont sous la dépendance des affections du poumon.

a) Les maladies de la gorge, purement locales, sont au nombre de trois : le cancer, la syphilis et la tuberculose ; on peut y ajouter quelques angines spéciales.

Pour le cancer, quelle que soit sa nature, son évolution et ses conséquences, ne diffèrent pas du cancer dans un autre organe.

La syphilis, maladie générale, infectieuse, se développe de préférence dans la gorge, surtout si le pharynx est déjà fatigué par une des causes que nous avons énumérées au commencement de ce Guide.

b) La deuxième catégorie des maladies de la gorge est due à une affection nasale, que le nez soit obstrué, ou qu'il soit trop libre.

Nous renvoyons nos lecteurs aux articles traitant cette question.

c) La troisième est la classe des maladies placées absolument sous la dépendance du poumon. — Qu'un malade prenne une bronchite, un catarrhe, une phtisie, il tousse pour expectorer, et il tousse mal parce qu'on ne lui a pas appris à tousser ; il éreinte sa gorge par des contractions, des crrvaillements. — Comme les maladies du poumon provoquent généralement peu de douleur, sauf de petits points de côté peu importants, il n'est pas rare de trouver des personnes dont l'affection du poumon est très grave, très menaçante, et qui ne s'inquiètent que de leur gorge ou de leur larynx ou de leur pharynx, qu'ils badigeonnent avec tous les médicaments imaginables, et cela sans succès, puisque le traitement n'est pas dirigé contre la cause première de la maladie. Nous avons réuni un certain nombre d'observations de ce genre, et nous appellerons, sur ce sujet, l'attention des praticiens.

Personnes atteintes du Mal de gorge et du Larynx.

Nous avons déjà énuméré les enfants, les individus atteints d'obstruction nasale, ceux dont le nez est trop libre. Nous avons parlé de la « toux de la gorge » et montré qu'il y avait deux sortes de toux ou du moins deux causes. L'une est due à l'irritation de la gorge par une des nombreuses causes déjà énumérées, l'autre a son origine dans la présence des mucosités bronchiques. Or, il n'est pas rare de voir des personnes se plaindre avec insistance de leur mal de gorge qui est absolument saine et présente seulement les signes d'une irritation due aux violentes contractions de la toux et au passage rapide de l'air venant directement de la bouche. Nous donnons nos soins à un malade qu'une bronchite oblige à tousser. Depuis plus d'un mois il se badigeonnait à la cocaïne pour manger et ne pas souffrir continuellement. En quelques jours, il a été guéri de son mal de gorge, par de simples pulvérisations d'un liquide calmant et antiseptique et surtout par *une éducation sur la manière de parler et de tousser*. Lorsque la gorge et le poumon sont malades, c'est en observant les principes que nous indiquons ici que de nombreux instituteurs, orateurs, chanteurs, ont pu continuer leur profession avec beaucoup plus de succès qu'avec tous les médicaments, y compris le traitement pendant plusieurs années dans une station thermale. C'est d'ailleurs à cette fatigue de la gorge qu'il faut attribuer l'ensemencement des microbes de la tuberculose chez les personnes ayant déjà les poumons malades. La gorge, le larynx étant « fatigués », deviennent des points faibles et chacun sait avec quelle prédilection les microbes se développent dans tout organe affaibli.

Laryngites.

En dehors de la syphilis, du cancer et de la tuberculose, des polypes, du croup, il n'existe pas une seule laryngite qui ne soit tributaire de l'intégrité des fosses nasales.

Les injections intra-laryngiennes bien faites, font passer subitement l'enrouement. — L'année dernière nous allions dans le théâtre du Mont-Dore faire des injections aux chanteurs dont la voix était enrouée et cela leur permettait de continuer de chanter avec une voix acceptable.

Les injections bien faites, affermissent le larynx, développent et dégagent les cordes vocales, étendent la sonorité, embellissent le timbre de la voix parlée et chantée; elles diminuent la raucité, l'enrouement, le voile, les embarras du larynx et procurent un bien-être instantané de l'arrière-gorge, une homogénéité de la voix et une facilité plus grande de l'émission des sons.

Polypes du Larynx.

Ils sont assez fréquents et leur enlèvement est très facile pour une main exercée.

La présence d'un polype dans le larynx altère la voix, provoque des spasmes, est une source de danger qu'il faut faire disparaître le plus tôt possible. L'opération est facile pour une main exercée et elle se fait sans douleur, ni aucun danger.

Physiologie de la voix.

Laryngite des Chanteurs. — Bégaiement.

(Nous devons à l'obligeance du docteur LAMARE, directeur de la
clinique des Bègues de Paris, très au courant de tout ce qui
concerne l'*Orthophonie*, l'article suivant.)

Certaines laryngites chroniques, principalement celles
des chanteurs, orateurs, parleurs ; de même qu'un grand
nombre de troubles dans le rhythme de la parole, comme
les différentes sortes de bégaiement, sont dus aux contractions exagérées ou inutiles des muscles du larynx,
lors de l'émission de la voix.

Une des conditions indispensables pour réaliser l'ouverture strictement nécessaire du larynx est le fonctionnement bien compris du mécanisme de la respiration.

Tout le monde sait comment se fait la respiration
normale silencieuse, qui se compose de *l'inspiration* et
de *l'expiration*. Dans le premier temps, le mouvement
est actif, toute la cage thoracique se dilate, la poitrine et
l'abdomen se portent en avant. Dans le second temps, le
mouvement est inverse, par le retrait passif de toutes
les parties dilatées.

Pour l'émission d'un son, deux modifications doivent
se produire dans l'expiration : l'air doit s'échapper du
poumon avec une pression plus forte, et les cordes
vocales se rapprocher et se tendre suffisamment pour
vibrer.

Certaines méthodes, dont les auteurs ont fait sur le
fonctionnement du larynx des observations erronées,
ont tort d'enseigner que la voix, lors de son émission,
est et doit être précédée de la fermeture momentanée
des cordes vocales, ainsi que cela se produit dans la toux.

L'air, il est vrai, a de cette façon acquis au moment de
sa sortie une forte pression ; mais la secousse imprimée
aux cordes vocales, lors de la séparation, est considérable, ce qui leur cause une irritation rapide.

Dans la parole, pareil rapprochement trop grand des
cordes vocales, avec tension exagérée, se produit facilement : il a pour but de s'opposer à une sortie d'air trop
considérable avec pression trop faible ; mais les cordes
vocales, ainsi surmenées, se fatiguent et souffrent.

Là est l'explication de l'enrouement facile, du voile,

de la dysphonie chez les chanteurs et orateurs qui agissent de cette façon.

En se soumettant aux vraies conditions physiologiques de la voix, et en s'aidant des remarquables travaux du professeur artiste, Jules Lefort, sur l'émission pure des voyelles, les chanteurs et orateurs retrouvent et conservent toute la pureté de leur voix.

Il faut donc avant tout limiter à sa plus simple expression le travail du larynx et ne lui donner que le *minimum de contraction* qui lui est nécessaire pour vibrer. Qu'on le sache bien, le même son peut être obtenu avec des écartements différents des cordes vocales : qu'on se garde donc de recourir à leur contraction exagérée, dans le seul but d'obtenir l'augmentation de pression de l'air. C'est aux organes qui président à l'expiration qu'il faut s'adresser. La cage thoracique, pour conserver l'air le plus longtemps possible, doit chercher à *maintenir* au maximum sa dilatation. C'est la partie la plus mobile de cette cage, le *diaphragme*, qui entrera en jeu : ce muscle, en se contractant, abaisse les fausses côtes et les côtes inférieures, qui viennent comprimer instantanément le poumon. Mais la condition première de cette action du diaphragme est l'immobilisation du ventre sur lequel il s'appuie. Donc, en fin de compte, la première règle à observer est de *tendre* surtout la *partie inférieure de l'abdomen;* et le son, cédant à l'impulsion du diaphragme, sortira *pur et sans effort par le larynx largement ouvert.*

Tout le monde peut arriver facilement à se rendre compte des phénomènes que j'indique ; il suffit d'imiter l'aboiement du chien, en répétant plusieurs fois de suite la voyelle *ou.*

Pour le bégaiement, l'observation de cette simple règle, avec des exercices appropriés, permet d'obtenir des améliorations rapides dans beaucoup de cas.

Il en est de même pour le chant, auquel cette règle doit servir de base indispensable. D'autres considérations intéressantes sur la formation physiologique des voyelles contribuent à l'édiction de règles théoriques et pratiques que j'ai vu appliquer par Mme Huet, une élève du professeur Jules Lefort, avec un succès rapide, quelquefois étonnant, mais naturel, il est vrai, comme tout ce qui repose sur les lois de l'observation.

Docteur A. LAMARE.

L'enseignement des Maladies de la Gorge, du Larynx, des Oreilles et du Nez en France.

En juin 1890, nous avons promené un docteur portugais de clinique en clinique, pour prendre des leçons de technique rhino-laryngologique et otologique, de médecine opératoire; pour trouver en un mot un spécialiste qui veuille bien lui enseigner, pratiquement, les affections des maladies de l'oreille et des premières voies respiratoires, comme cela se fait pour l'histologie, la bactériologie, l'anatomie et la clinique générale ou chirurgicale.

Personne ne voulait se lancer dans cette voie ; c'était ouvrir la porte aux concurrents pour un maigre bénéfice.

Voici ce que nous écrivions à cette époque :

« Les bronchites, les rhumes dont le début se fait souvent par un coryza, « le rhume de cerveau des gens du monde, qui descend fréquemment sur la poitrine », les affections du poumon, l'asthme, la tuberculose dans toutes ses manifestations, sont des maladies qui retentissent souvent sur la gorge, le larynx ou le nez et réciproquement.

« Des malades vont pendant des années aux eaux, passent leur vie à se gargariser, à prendre des injections nasales, à se faire cautériser des granulations, à se pulvériser. Au moindre froid, à la moindre imprudence ils sont pris, ils s'enrhument. Souvent l'origine de leur affection reste inconnue.

Quand il existe un trou au toit d'une maison, c'est bien de mettre des vases pour recueillir la pluie et préserver les plafonds ; mais, le trou ne se bouchera pas tout seul, et il faut continuellement surveiller.

Eh bien ! beaucoup de cas d'asthme, de toux opiniâtres, de laryngites, d'amygdalites, d'anémie, de nervosisme, de bronchites, presque toutes les pharyngites et surtout celles à granulations, ont leur origine dans le nez ou l'arrière-nez.

Combien de fois avez-vous été examiné dans cet organe

qui présente cependant une surface de muqueuse considérable ? Jamais, au grand jamais. Il n'y a pas trois médecins sur dix qui aient pris ces précautions pas plus ici qu'ailleurs. Nous en appelons à tous les malades qui sont venus dans notre station (1).

Et pourquoi ?

C'est qu'il est très difficile en France de se perfectionner dans les maladies de la gorge et du larynx. *L'enseignement officiel n'existe pas comme à l'étranger.* Personne ne donne des leçons, ne fait des cours pratiques pour permettre au débutant de se perfectionner lui-même ou de suivre, avec fruit, les cliniques, d'ailleurs peu nombreuses, et, dont les heures de consultations sont, pour la plupart, les mêmes que celles des hôpitaux.

Seuls, en général, les médecins qui souffrent, ou ont souffert de ces affections, ne se laissent pas rebuter par les difficultés et quelques-uns deviennent spécialistes.

Nous disons quelques-uns.

C'est qu'il ne suffit pas de se déclarer spécialiste pour l'être. S'il s'agissait après avoir décroché avec plus ou moins de peine un diplôme de médecin, d'étudier un peu plus une partie que l'autre, ce serait par trop facile. Non, il faut auparavant avoir poussé très loin ses études dans toutes les branches de la science, la physique, la chimie, l'histoire naturelle dans ses multiples ramifications, la pharmacie ; en un mot, avoir une instruction scientifique aussi complète que possible, pour apporter à la partie à laquelle on se consacre définitivement, toutes les chances de réussite et de progrès. On comprend alors pourquoi le médecin spécialiste saisit d'emblée ce que beaucoup de ses collègues pratiquant la médecine générale n'ont pu voir. »

En même temps, nous faisions connaître l'intention de nous consacrer spécialement à l'enseignement pratique de l'otologie et de la laryngologie :

(1) Depuis la publication de cet article tous les médecins de nos stations daignent examiner le nez ; cela n'est peut-être pas très utile aux malades. *Le nez est un organe très difficile à bien examiner,* surtout à sa partie postérieure, accessible seulement à la vue avec une grande habitude par un miroir placé derrière la luette. Tous les jours il nous est donné de vérifier les connaissances, en rhino-laryngologie de la plupart de nos collègues, surtout de ceux qui ont la réputation de spécialistes (?) tout en restant neuf mois sans aucune pratique manuelle ou autre.

1° pour empêcher les médecins français et étrangers d'aller en Allemagne; 2° *parce qu'il n'y a qu'un moyen de savoir, d'apprendre : c'est d'enseigner*.

Personne ne voudra faire de comparaison entre celui qui travaille toujours seul et celui qui, journellement montre à des collègues, à des étudiants, à prendre une observation, à examiner un malade, à porter un diagnostic, à instituer un traitement.

Une différence considérable existe entre le praticien isolé et celui qui ouvre sa clinique à tous les médecins, quels qu'ils soient; discute avec eux tous les cas qui se présentent, sans les trier, ni les choisir, ni les étudier spécialement, opère devant eux ou dirige une opération et reprend l'instrument si tout ne marche pas à souhait.

Celui qui sait peu ne se soumet pas volontiers au contrôle et à la critique de ses collègues, n'accepte pas la discussion, redoute l'objection. Ceci est tellement vrai que les malades préfèrent se laisser examiner par tous les étudiants médecins ou docteurs étrangers s'ils ont finalement l'opinion du chef et s'ils sont tous soignés sous sa surveillance.

En principe, tout spécialiste dont la clinique n'est pas ouverte aux autres médecins, ou qui fait son possible pour les en éloigner, est un homme généralement inférieur, peu au courant de la science dont il s'occupe.

Dès que notre intention de fonder une « Clinique-École » fut connue, les mêmes qui, deux mois auparavant avaient refusé des leçons, devinrent nos concurrents. Actuellement, nous *avons l'honneur d'en avoir huit*, et nous nous félicitons du résultat. Sans notre initiative, longtemps nous aurions été tributaire de l'étranger.

La concurrence est l'âme du commerce, elle est surtout l'âme du progrès.

Les leçons et cours payants sont devenus, pour
la plupart gratuits, et nous avons certainement provoqué la gratuité par notre cours à l'Ecole pratique
de la Faculté de Médecine de Paris.

Voici notre circulaire adressée à tous les médecins de France :

MONSIEUR ET HONORÉ CONFRÈRE,

J'ai l'honneur de vous inviter à visiter ma Clinique pour y examiner les malades à volonté. Vous pourrez aussi soigner ceux
que vous amènerez.

Je fais un cours à l'École pratique de la Faculté de Paris le mardi,
avec démonstrations cliniques le mercredi, et, à partir d'avril, un
cours et une conférence, également gratuits, à ma Clinique. —
Seuls paient, avec toutes facilités, ceux qui désirent faire les panse-
ments ou les *opérations*, apprendre l'ophtalmoscopie ou *l'art den-
taire sous la direction de trois dentistes*.

Si des Collègues *sérieux* désiraient fonder une Clinique (voies
urinaires, enfants, nerfs), ils bénéficieraient d'un bon noyau de
clientèle avec très peu de frais. L'été ils pourraient aussi venir
au Mont-Dore et à la Bourboule, participer à mes deux cliniques
et utiliser mes deux cabinets, etc.

Maladies des Poumons.

Les articles que nous avons consacrés à l'obstruction du nez par le coryza, les polypes, les
végétations adénoïdes, les amygdalites, les déviations de la cloison ; ceux concernant le nez trop libre,
l'ozène, les maladies d'enfants, la toux de gorge,
contiennent les preuves irréfutables de l'influence
pour l'hygiène et les maladies du poumon, du
bon fonctionnement des fosses nasales. Le lecteur
est prié de s'y reporter, nous dirons seulement
quelques mots de l'asthme et de l'emphysème.

Asthme. — Emphysème.

Le public appelle asthme, toute difficulté de la respiration. Disons tout de suite qu'au point de vue scientifique, asthme et emphysème sont deux affections différentes.

Lorsqu'un malade a toussé pendant longtemps, s'est mouché très fort, le tissu pulmonaire se laisse pénétrer par l'air, absolument comme l'air pénètre dans le tissu cellulaire situé entre la chair et la peau, lorsqu'on souffle les animaux pour les écorcher. Les poumons ne reviennent plus sur eux-mêmes et l'individu « manque d'air » aussitôt qu'il fait le moindre exercice. C'est ce mauvais fonctionnement du poumon qui rend dangereux toute complication.

Il faut donc, dans le traitement de l'emphysème, supprimer la cause de la toux et, pour cela, assurer le bon fonctionnement des fosses nasales, se moucher doucement, et *une narine après l'autre* comme le font les naturels qui n'emploient pas de mouchoir. Si, malgré cela la toux résiste, nos injections sont souveraines.

Le malade doit savoir que la toux a été et sera la cause de la gêne respiratoire. il devra donc tout faire pour l'éviter.

Dans les grandes villes, il pourra essayer les bains d'air comprimé.

Asthme. — L'asthme est une névrose souvent doublée d'un élément catarrhal variable en intensité. L'inspection complète des fosses nasales, très difficile à faire pour celui qui ne la pratique pas toute l'année, est très importante si l'on veut éliminer la forme d'asthme qui souvent en dépend.

L'accès d'asthme débute généralement la nuit, brusquement. Le malade est en proie à une vive oppression, sa respiration est pénible, sifflante.

Il se lève, il ouvre la croisée et recherche l'air frais. Pour faciliter la respiration, il prend les positions les plus variées, mais en dépit de ses efforts, l'oppression persiste et augmente; l'angoisse est extrême; à voir le malade, la face bouffie, les yeux saillants, les lèvres violacées, on croirait que l'asphyxie est proche.

Il n'en est rien, car, après quelques minutes ou plusieurs heures de cette lutte pénible, la respiration devient plus libre et la détente se fait.

Traitement des maladies du Poumon.

Nous conseillons à beaucoup de nos clients le port d'un petit appareil intra-nasal, très employé en Allemagne, et qui permet de respirer une grande partie de la journée de l'air chargé de créosote, de menthol, de camphre, etc., ou tout autre médicament.

En voici le dessin.

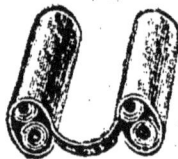

Il est nécessaire que la créosote ne touche pas l'extérieur de l'instrument, si on veut éviter son action irritante sur la peau ou la muqueuse. Toutes les demi-heures, on dépose deux gouttes de créosote sur le papier buvard placé à l'intérieur. On peut aussi renouveler le médicament moins fréquemment, et porter l'appareil toute la nuit. Il nous a rendu de réels services.

Il nous sert aussi pour certaines affections nasales.

Maladies des Enfants (1).

Notre station reçoit beaucoup d'enfants : les lymphatiques, les anémiques, les faibles, ceux dont la croissance est exagérée et qui deviennent si facilement des candidats à la tuberculose (tumeur blanche, phtisie, écrouelles et humeurs froides, etc.).

Ceux qui ont des écoulements d'oreilles ou qui sont voûtés, s'enrhument facilement, sont susceptibles de la gorge et des bronches, ronflent la nuit, ont toutes les peines à bien respirer, ont l'aspect hébété, la bouche toujours béante, etc.

La plupart de ces petits êtres ont la gorge, le nez malades, ou qui le deviennent facilement. Pour un rien, ils s'enrhument, ont des amygdalites; il leur devient alors impossible de respirer autrement que par la bouche. On les voit souvent la nuit faire une, deux, trois inspirations sans qu'un atome d'air pénètre dans les poumons. Menacés d'asphyxie, ils ouvrent alors un peu plus la bouche, prennent une grande inspiration, et recommencent pendant des nuits entières.

La cage thoracique dans laquelle se fait le vide obéit à la pression atmosphérique dans ses points faibles; les côtes s'enfoncent, vers leur partie médiane, principalement au-dessous de la ligne des seins; les épaules se voûtent, le sternum se

(1) Voir les articles que nous consacrons aux végétations adénoïdes, aux amygdalites, aux écoulements d'oreille, à l'ozène, à l'obstruction nasale et à ses conséquences pour l'enfant.

projette en avant, les petits malades ont l'aspect rachitique.

Si les oreilles sont prises, que la suppuration y soit développée, nous mettons les parents en garde contre ce préjugé qui consiste à considérer l'écoulement de l'oreille comme une bonne chose. On doit toujours avoir à l'esprit ces paroles de Wilde citées par Hartmann « tant qu'un écoulement d'oreille existe on ne peut jamais dire quand il finira, NI OÙ IL CONDUIRA ».

Laisser couler une oreille c'est la laisser se détruire, c'est assurer la surdité à l'enfant, c'est le menacer de mort par méningite consécutive.

Tous les spécialistes s'élèvent contre ce déplorable préjugé qui rend sourds tant d'enfants, et malheureusement il se trouve encore des médecins pour l'accréditer. Ces derniers n'ont *jamais regardé* un *tympan* et ne savent même pas bien laver une oreille ; nous en avons la preuve à chaque instant. Une oreille bien lavée, bien pansée, ne doit plus répandre d'odeur.

Disons un mot aussi sur l'inconvénient de la surdité, même légère pour l'école. Des enfants sont distraits, inattentifs, on les croit inintelligents. « Si on compare leur audition ou celle des 10 derniers enfants d'une classe à celle des 10 premiers, on trouve une différence considérable. » (Gellé.)

Tout enfant qui n'entend pas la montre des deux côtés à un mètre a l'audition défectueuse.

Quelques enfants ont des insomnies, se réveillent brusquement la nuit, au milieu de sueurs profuses ; ils ont des crises d'étouffements, des spasmes de la glotte qui simulent suffisamment le croup pour terrifier les parents. Souvent leurs dents incisives sont mal implantées, prenantes, chevauchent l'une sur l'autre ; la voûte du palais

est très profonde et on va payer à des dentistes,
somptueusement installés, des sommes considérables pour les arracher, les redresser, alors qu'il
suffit souvent d'assurer une bonne respiration nasale, pour réparer une grande partie de ces désordres. Les enfants dont les ganglions lymphatiques
sont tuméfiés, ont souvent les ganglions qui en-
tourent les bronches dans le même état. On les
dit atteints « d'adénopathie trachéo-bronchique » ;
ils ont la toux coqueluchoïde, etc.

Un traitement général, de grands soins de propreté pour le nez, la gorge ou les oreilles, permettent d'atténuer le mal ; mais la plupart des
maladies que nous avons énumérées ci-dessus sont
surtout du ressort du spécialiste pour la gorge, le
nez et les oreilles ; de celui qu'une pratique et un
enseignement quotidien rend plus compétent dans
la branche médicale qu'il étudie plus particulièrement.

Pour les enfants atteints de grosses amygdales,
de maux de gorge, de rhumes de cerveau avec
bronchites consécutives, à répétition, de punaisie,
d'écoulements du nez, de l'oreille, nous prions les
parents de lire nos articles concernant les végétations adénoïdes, l'ozène, les amygdalites, les
coryzas et les maladies de l'oreille dont « les
écoulements ne passent pas avec l'âge », c'est le
contraire pourrait-on dire : « l'oreille passe, se
détruit par les écoulements » et la surdité devient
irrémédiable chez l'individu.

Anémie. — Chlorose. — Faiblesse générale. Dysménorrhée. — Lymphatisme.

Tous ceux qui ont une mauvaise hygiène ou qui
ont été malades deviennent anémiques par dimi-

nution des globules rouges du sang. C'est pour cela que les convalescents sont si faibles, mettent si longtemps à se rétablir et surtout sont si facilement tributaires des maladies contagieuses (tuberculose, pneumonie, etc.).

Les personnes qui vivent dans des habitations mal aérées et où il y a encombrement, les enfants dans les écoles et les pensions, les ouvriers dans les ateliers et dans les usines, les employés dans les bureaux trop étroits, les militaires dans les casernes, les personnes ayant de trop petits logements, celles qui se servent des poêles mobiles. Toutes deviennent anémiques.

Les personnes mal ou insuffisamment nourries. Les enfants élevés au biberon; les adolescents qui dans les pensions ont une nourriture insuffisante.

Tous ceux qui se livrent à des travaux intellectuels sont souvent anémiques. La pensée coûte cher à l'organisme ; le cerveau brûle le sang avec rapidité et intensité.

Tous ceux qui n'ont pas assez de repos. Tous ceux qui veillent fort tard soit au travail, soit au plaisir. Tous ceux qui font des excès s'exposent à l'anémie.

La grossesse et la lactation peuvent aussi amener l'anémie.

L'anémie, c'est la maladie des jeunes filles chez qui elle se transforme presque toujours en chlorose.

Les jeunes filles sont pâles, décolorées; leurs règles s'établissent mal, elles sont irrégulières, se suppriment même pendant des mois. Elles souffrent horriblement au moment de leurs époques. Plus d'appétit, mauvaises digestions, palpitations, essoufflement au moindre effort, bourdonnements d'oreilles que beaucoup de spécialistes, pour lesquels l'oreille est un petit trou dans lequel on doit tout voir, s'efforcent en vain de traiter par les insufflations d'air par la trompe d'Eustache. Les enfants qui croissent trop vite, deviennent facilement anémiques. Si on ne les soigne pas, ce sont des candidats à la tuberculose dans ses manifestations si variées (tumeurs blanches, carie des os, phtisie, écrouelles, humeurs froides, etc.).

Ceux dont la respiration se fait difficilement par le nez, qui ronflent la nuit, dont la bouche est toujours béante, ceux qui ont l'aspect hébété que donne l'obstruction nasale, ceux qui sont sujets aux angines, aux amygdalites, aux rhumes de cerveau et aux bronchites consécutives sont toujours anémiques et nerveux.

Ce qu'il importe avant tout de rechercher et de combattre, c'est la cause de l'anémie.

Le grand air est encore le meilleur médicament, *même la nuit.*

L'air déjà respiré, c'est-à-dire celui qui se trouve dans un appartement où l'on a séjourné pendant quelques heures est un *véritable poison.*

Il faut entre-bâiller la fenêtre de la manière indiquée plus loin, bien couvrir le malade, faire du feu si l'on veut. « Couvrez-vous bien dit Peter, laissez votre fenêtre ouverte et vous n'aurez pas froid. »

Les lavages d'estomac réussissent généralement dans les cas compliqués de dyspepsie.

En quelques jours, nous avons guéri deux jeunes filles anémiques soumises depuis plusieurs mois au régime lacté.

L'état normal des fosses nasales est aussi très important. S'il y a obstruction comme on le rencontre si souvent chez les enfants, la respiration est gênée, leur poitrine se déforme et il importe de dégager le nez ou la gorge.

Dans les cas compliqués de dyspepsie rebelle, on devra rechercher si le malade ne mouche pas par la bouche; s'il ne « râcle » pas, principalement le matin, pour expulser des mucosités venant du nez ou de l'arrière-nez, des matières gluantes, difficiles à expulser.

Toutes ces mucosités tombent ou se produisent dans le pharynx nasal, sont avalées à l'insu du malade, principalement la nuit, et s'opposent à toute bonne digestion. Nous avons déjà de nombreux cas chez lesquels tous les traitements et toutes les villes d'eaux avaient échoué.

L'anémique doit *boire le moins possible* et du lait ou de l'eau *à peine rougie*. « *Moins on boit et mieux on digère.* »

Eviter les épices, l'alcool, le café, les viandes salées, le fromage et tous les aliments difficiles à digérer.

On soignera l'anémique par des douches écossaises terminées par le jet froid. Nous attachons une grande importance à l'exécution des mouvements sous la douche. Nous voudrions aussi la douche, le malade étant couché; à Paris nous l'avons prescrit avec succès.

Le massage active la circulation sans aucune dépense de mouvement pour le patient. Les bains électriques qui consistent, on le sait, à se placer sur un tabouret isolant mis en communication avec une puissante machine statique, sont reconnus et très employés pour augmenter la nutrition sans fatiguer le malade et cela *sans* aucune *commotion désagréable*.

« Le bain statique amène la consommation d'oxygène et la production d'acide carbonique. » (D'Arsonval, Vigouroux, etc.)

Ils donnent le sommeil et cela sans aucun médicament, sans imposer à l'appareil digestif les bromures, les bromidias, chloral, etc.

Notre situation de médecin consultant à Paris pendant l'hiver nous amène à donner des soins à beaucoup de personnes que le traitement thermal n'a pas guéri. Nous avons obtenu d'excellents résultats, notamment chez une grande jeune fille anémique et nerveuse qui nous a apporté un paquet d'ordonnances de beaucoup de médecins.

L'électricité statique lui a rendu l'appétit et le sommeil.

Les promenades sont très utiles, surtout les promenades mi à pied, mi à âne, de manière à éviter toute fatigue.

Maladies de l'estomac.

(Dyspepsie. — Gastralgie, etc.).

« Parmi les jouissances les plus recherchées, il faut placer en première ligne celle du goût; pour les multiplier et les accentuer on a recours aux boissons artificielles et aux aliments et condiments de saveur forte. C'est à cette circonstance principalement qu'il faut attribuer la grande fréquence actuelle des maladies inflammatoires de l'appareil digestif, telles que: gastrites, gastralgies, dyspepsies, crampes d'estomac, pituites et glaires, les pyrosis, aigreurs, renvois, gonflements de l'estomac, ballonnement de l'intestin, vents et coliques, diarrhée mauvaises digestions, manque d'appétit, envie de vomir, souvent des maux de tête, quelques migraines, des étourdissements, des vertiges et névralgies variées, des cauchemars, des idées noires, de l'affaiblissement et de l'épuisement ».

« Moins on boit et mieux on digère. »

« L'eau est le meilleur des digestifs. »

Voilà les deux préceptes que devront suivre tous les malades de l'estomac. Ils devront s'abstenir de café, d'alcool, de vins, d'épices, d'aliments indigestes.

Ils devront surtout peu manger le soir et boire encore moins s'ils veulent bien dormir, sans cauchemars, ni rêve pénible.

La question de régime est tellement importante que pour ne citer qu'un exemple, nous avons guéri avec l'aide de quelques lavages d'estomac, un artiste du Casino de la Bourboule, malade depuis quatre ans et chez lequel tous les traitements avaient échoué.

« Celui qui digère bien est heureux, content, de bonne et égale humeur. Une satisfaction intime est peinte sur son visage. Il peut librement vaquer à ses occupations et à ses plaisirs. S'il sait se modérer en *toutes choses*, une longue vie sera la récompense de sa sagesse.

Au contraire, celui qui digère mal est triste, maussade. Sa physionomie inquiète exprime la souffrance et l'angoisse. Continuellement préoccupé il ne peut entreprendre aucun travail sérieux. En proie à son humeur noire (spleen des Anglais), il se laisse aller à toutes sortes de rêveries hypocondriaques. Nul n'ignore combien le désordre des fonctions digestives a d'influence sur le caractère d'un individu. »

Les personnes souffrant de l'estomac doivent se tenir les dents d'une extrême propreté et faire plomber les dents cariées; les matières alimentaires qui s'y fixent ne tardent pas à se putréfier, puis, quand les aliments sont introduits dans l'estomac, ils se trouvent ensemencés de tous les microbes de la putréfaction. Il se passe alors exactement la même chose que si vous mettiez vos aliments bien broyés et mélangés aux saletés contenues entre les dents dans une étuve à 37°. En quelques heures, une odeur épouvantable avec dégagement considérable de gaz, se produirait.

Il en est de même pour les points blancs des amygdales dont les cryptes renferment une substance en décomposition et qui suffit pour provoquer des dyspepsies rebelles. Nous avons connu un malade atteint de cette maladie qui avait provoqué son internement.

Chez les malades qui « râclent » le matin, c'està-dire qui se mouchent par la bouche, les mucosités, les croûtes, le pus sont à l'insu du malade, souvent avalés, principalement la nuit, et, le plus robuste des estomacs se trouve bientôt délabré.

Nous avons déjà dix cas d'affections déclarées chroniques et dues simplement à une hypersécrétion du pharynx nasal.

Nous pouvons citer l'exemple de M.X., de Roumanie, qui a couru toutes les villes d'eaux, Carlsbad, Vichy, etc. a consulté tous les spécialistes de l'estomac de Vienne et de Paris, en un mot a essayé tous les remèdes qu'un millionnaire peut s'offrir.

Un deuxième exemple est celui de M. L., maison Trapon, qui est allé 12 ans à Vichy ou Vals. Il était devenu hyponcondriaque.

Un troisième, la sœur d'un directeur d'un des grands magasins de Paris, nous est amenée de province pour être guérie d'une anémie et d'une dyspepsie datant de plusieurs années. Elle avait des renvois tellement considérables qu'elle était souvent gênée en public.

Comme nous examinons les principaux organes de tous nos malades sans effaroucher en rien une pudeur bien naturelle, il nous a été donné de soulager ainsi des quantités de malades, surtout par

un régime sévère, quelques lavages d'estomac
(bien fait il peut être pratiqué par tout le monde et
ne fatigue pas l'intestin comme les purgatifs), par
une très grande propreté des dents, un nettoyage
des amygdales et, s'il y a lieu, un traitement nasal
autre que le traitement banal de tout le monde.

Nous appliquons aussi l'électricité statique et
faradique aux cas qui nous résistent.

Affections nerveuses.

Neurasthénie. — Hypochondrie. — Nervosisme, etc.

Dans toutes les stations thermales, c'est-à-dire
partout où il y a un établissement d'hydrothérapie,
la plupart des affections nerveuses peuvent être
soignées avantageusement. Certaines eaux comme
celles de Néris réussissent surtout par leur faible
minéralisation. Ce n'est pas tout à fait de l'eau
chaude.

« Si l'on se reporte en particulier à la faible minéralisation des
eaux de Néris ; à leur température qui est sans doute élevée,
mais qu'on peut abaisser au degré le plus tempéré ; aux moyens
balnéothérapiques si variés et dont on peut réduire l'application
à la durée la plus courte, on conçoit à priori, que les contre-
indications des eaux doivent être peu tranchées et peu nombreuses ». (Dr De Ranse.)

On le voit, « en réduisant l'application à la durée
la plus courte, » toutes les maladies tributaires de
l'hydrothérapie le sont de Néris. C'est le même
trémolo dans toutes les villes d'eaux.

Les affections nerveuses sont fréquemment
aussi sous la dépendance de l'anémie.

Les enfants qui ont la bouche toujours béante,
qui ronflent la nuit ou respirent par la bouche
parce que leur nez est bouché, sont d'une irritabilité excessive que rien ne modifie, si ce n'est l'intervention du spécialiste.

Il n'est pas rare de rencontrer dans notre station des enfants envoyés, pour un peu d'anémie et surtout pour un nervosisme exagéré, une faiblesse intellectuelle, alors que tous ces symptômes sont dus surtout à l'obstruction nasale. Chacun a pu constater combien la moindre contrariété devient pénible pendant une attaque de rhume de cerveau.

Nous avons installé tous les appareils employés à la Salpêtrière pour les maladies nerveuses, par M. Vigouroux, dans le service du professeur Charcot.

Le « bain statique », c'est-à-dire une séance de 10 minutes sur un tabouret isolé, mis en communication avec une puissante machine, constitue le principal traitement et cela sans aucune commotion, ni désagrément d'aucune sorte.

Le grand avantage du bain statique c'est de calmer énormément, dès la 3e ou 4e séance, les malades, sans fatiguer l'estomac avec des médicaments : bromure, bromidia, chloral. Ils *retrouvent le sommeil*, ce qui contribue beaucoup à relever leur faiblesse nerveuse.

L'importance de l'électricité nous a paru assez grande pour nous décider à installer des machines et appareils coûteux.

Les personnes nerveuses prendront des douches froides, tièdes ou écossaises, principalement les personnes atteintes de neurasthénie caractérisée souvent par une extrême lassitude physique et morale, ou encore par ces fatigues matinales si spéciales à ce genre de malades. Le drap mouillé à l'eau froide remplacera la douche si on se trouve dans l'impossibilité d'en prendre.

Les douches tempérées ont un effet sédatif, antispasmodique et calmant qu'il faut employer largement.

Les personnes nerveuses, boiront le moins possible, surtout le soir où elles limiteront aussi leur nourriture à des aliments très digestifs. C'est une condition, *sine quâ non*, pour bien dormir. Elles éviteront avec soin tout ce qui peut les contrarier ou les irriter. Leurs parents et leurs proches devront s'appliquer à leur conserver ce calme bienfaisant, cette égalité d'humeur qui sont l'apanage d'une bonne santé. Pour troubler cet heureux équilibre des facultés, il surviendra toujours assez de causes indépendantes de la volonté! Parmi ces causes inévitables se trouvent les peines, les chagrins, les émotions morales trop vives, inhérentes à l'existence humaine; les dyspepsies et le froid surtout agissent puissamment pour produire ces perturbations du système nerveux, caractérisées par des migraines, des névralgies diverses et cet état particulier d'hyperesthésie générale (*nervosisme*) auquel tant de personnes des deux sexes, mais les dames surtout, sont sujettes. Le travail intellectuel et la vie sédentaire y prédisposent également et doivent être limités.

Maladie des articulations (tumeurs blanches) et des os. Humeurs et abcès froids. Fistules. Plaies. Suppurations. Furoncles. Anthrax. Engorgements ganglionnaires. — Les remarquables travaux de Pasteur, de Koch, de Lister, etc., ont révolutionné la médecine pour toutes ces affections. Il est aujourd'hui démontré que toutes ces maladies sont d'origine microbienne.

La première des questions pour lutter contre les furoncles, les anthrax, les suppurations, l'acné, est d'empêcher l'ensemencement des microbes, sur les parties du corps encore indemnes.

Sachez bien qu'il suffit d'une goutte de pus de ces boutons jetée dans plusieurs litres d'un bouillon variable avec chaque espèce pour que, deux ou trois jours après, chaque goutte de ce bouillon injectée sous la peau vous donne le même bouton, furoncle, anthrax, abcès, etc.

Si vous êtes bien pénétré de cette idée vous êtes déjà à moitié guéri, car vous prendrez toutes les précautions nécessaires pour cela. Il faut donc antiseptiser la peau, cautériser à l'électricité, les boutons d'acné, gratter et nettoyer les vieux anthrax, les fistules, les vieilles suppurations des ganglions ou des os, surtout dans les cas d'abcès froids, d'écrouelles qui constituent un danger permanent, non seulement pour le malade, mais encore pour son entourage, exposé à la tuberculose par contagion.

On sait combien sont désagréables à la vue les cicatrices laissées par les humeurs froides ou écrouelles. — Grâce à l'antisepsie, il est possible de leur substituer une cicatrice nette, à peine visible, de bon aloi, parce qu'elle indiquera tout au plus une blessure ou une opération. La jeune fille victime de l'ignorance de la médecine d'il y a quelques années ou de la négligence et des préjugés de ses parents, sera heureuse de voir disparaître ce stigmate qui joue un si grand rôle au moment où elle cherche à se constituer une nouvelle famille.

Le traitement de toutes les affections énoncées dans le titre de cet article est d'abord chirurgical et antiseptique.

L'hydrothérapie par les bains, les douches, les pulvérisations locales, aide au relèvement général et les plaies, les abcès auront une plus grande tendance à la guérison. Les douches en arrosoir sur les articulations constituent un traitement des arthrites. Les douches de vapeur doivent être essayées avec précaution.

Maladies des Oreilles.

Nécessité de vérifier soi-même son audition.
Affaiblissement de l'ouïe.
Surdité. — Bruits, écoulements d'oreilles.
Traitement.

Depuis trois ans nous suivons aussi régulièrement que possible la clinique de notre maître M. Gellé. Nous lui avons amené tous les cas difficiles pour les mieux approfondir.

Là, nous avons appris que l'oreille n'est pas un petit trou dans lequel on doit tout voir. L'appareil auditif, reçoit le sang du cœur, l'oxygène des poumons, la nourriture de l'estomac ; les déchets organiques s'en vont par les urines. C'est donc faire mauvaise besogne si on se contente de regarder dans le conduit auriculaire et de conseiller de s'adresser à un autre médecin pour savoir s'il n'existe aucune autre affection, ayant ou non, une influence sur l'état actuel de l'oreille.

Nous savons bien que si un spécialiste veut recevoir des clients envoyés par les praticiens, il doit « se limiter » ; mais, comme cela nous paraît être contraire à l'intérêt du malade, nous ne tenons pas compte de cette manière de faire et nous examinons toute personne qui se présente à nous pour une affection des oreilles ou d'un autre organe, absolument comme si elle nous posait cette question : suis-je malade? A quel endroit? C'est le seul moyen d'être réellement utile et surtout d'enrayer une maladie commençante.

Si nous avons publié ce qui précède, c'est que plusieurs malades nous ont refusé des renseignements même succincts. « Ils avaient consultés les plus grands? spécialistes » (ils ont probablement voulu dire ceux qui gagnent le plus), qui n'avaient pas tant fait d'histoire ». Inutile d'ajouter que l'argent de ces malades n'est pas rentré dans notre poche et cela à leur grande stupéfaction. Un homme qui n'épouse pas tous les préjugés de sa corporation est traité par ses collègues et par beaucoup de malades à leur suite, de « charlatan ». Tous les plus grands médecins ont cet honneur ; nous collectionnons des lettres très amusantes à cet égard.

Or, pour le public, un charlatan n'est pas tout à fait un voleur; mais, c'est un monsieur qui emploie tous les procédés pour sout'rer de l'argent à son client.

Les personnes qui venaient nous consulter déjà prévenues contre nous, n'en pouvaient croire à leurs oreilles lorsqu'elles nous voyaient refuser l'argent de leurs consultations, lorsque cette consultation n'avait pas été complète et elles se demandaient à qui elles avaient à faire.

Quoi qu'il en soit, nous nous sommes toujours bien trouvé de ce procédé et si nous avons perdu quelques clients inintelligents, la plupart nous sont revenus. Ces jours-ci (juin), nous devons examiner avec le président de la Société de laryngologie une petite fille *à qui il y a trois ans* nous avions refusé de donner une consultation «de chic», comme disent les artistes, ou à vue d'œil. Nous soupçonnions l'obstruction nasale cause de tout le mal et l'avenir nous a donné raison ; mais la mère de cette pauvre petite fille a mis trois ans pour comprendre que la médecine ne s'apprenait pas dans les salons et que s'il fallait des médecins de salon pour les névrosés de toute nature, il en fallait aussi qui travaillent dans les laboratoires, les bibliothèques, les cliniques.

Nécessité pour chacun de vérifier son audition et celle de ses enfants. — Le sourd à l'école. — Influence de la faiblesse de l'ouïe sur le développement intellectuel de l'enfant.

On ne saurait s'imaginer la quantité de personnes dont l'ouïe est défectueuse et qui ne s'en doutent pas, surtout lorsqu'une seule oreille est sourde. Chacun doit vérifier l'état de son audition en bouchant une oreille avec un doigt et en présentant une montre en face de l'autre. *Toute oreille qui n'entend pas la montre à un mètre est manifestement défectueuse.* Il est d'autant plus important de bien surveiller son audition que la maladie cause de la surdité est guérissable dans les deux tiers des cas, si le traitement intervient à temps. Mais, c'est surtout pour les enfants que l'examen de l'audition est importante. Il est clair qu'il faut de suite éliminer le cas de l'enfant presque complètement sourd ; considérons une classe, une école quelconque, et tous les enfants des deux sexes qui y sont admis à la rentrée pour suivre en communauté les leçons du professeur,

Tout y est uniforme ; on ne se préoccupe pas d'un élève en particulier ; c'est à chacun de faire son profit des leçons du maître données à l'ensemble des élèves. Laissons la parole à M. Gellé :

« L'enfant est-il faible, est-il bien entendant, bien voyant, bien parlant ; est-il intelligent ou non ? C'est à l'avenir d'en décider : on n'a pas paru s'en préoccuper jusque-là ; cependant, on exige de tous la même attention, les mêmes efforts ; et la leçon est donnée dans les mêmes conditions pour tous.

Or, la plus grande diversité dans les facultés de l'intelligence et dans les aptitudes sensorielles existe parmi les enfants,

Le classement des compositions rend la première manifeste ; quant aux inégalités dans l'acuité de la vue et de l'ouïe, peu de parents paraissent s'en préoccuper. Et cependant la vue et l'ouïe ne sont-elles pas les portes de l'intelligence ? Et les maladies des yeux et des oreilles sont-elles donc rares dans le jeune âge ? La réalité est que tout le monde est convaincu de l'importance des sens ; mais on semble ignorer qu'à cet âge l'affaiblissement des organes de l'ouïe est à son début ; et surtout on ignore que le milieu scolaire crée, pour les sujets ainsi atteints, et ils sont nombreux, des conditions tout à fait désavantageuses qu'il est urgent de signaler,

Chaque maître classe ses élèves : celui-ci est paresseux, tel autre indocile, tel inintelligent, etc... Les devoirs mal faits, les dictées sans cesse mal écrites, les fautes constantes, le manque d'obéissance aux ordres, la légèreté, l'inattention, tout cela est bien évidemment d'un sujet arriéré, d'un méchant élève, d'un mauvais naturel. Cependant, s'il entend mal, s'il voit moins, un enfant n'aura-t-il pas une difficulté particulière à suivre le cours, Son état exige alors d'autres soins, d'autres procédés d'éducation ; ce n'est point le cas des réprimandes.

Montrons qu'il n'y a rien d'exagéré dans cette vue ; que les conditions de l'audition ne sont nulle part plus importantes à étudier qu'à l'école. — L'enfant apprend par l'oreille ; c'est par là qu'on le commande, qu'on le dirige, qu'on lui trace ses devoirs, qu'on les lui explique, qu'on le conseille, qu'on le blâme, qu'on le loue. C'est par là qu'il subit l'action la plus pénétrante du maître ; la leçon orale établit, en effet, la plus intime communion entre l'élève et le maître.

Tout ce qui tend à diminuer ces rapports nécessaires, devient fatalement une cause d'arrêt dans les progrès de l'enfant, et nuit au développement rapide de son intelligence. Au moins devient-il toujours plus difficile et souvent impossible à l'enfant, dont l'oreille est dure, de suivre dans le cours des études ses compagnons bien entendant vers des classes plus élevées. » — Nous n'avons pas ici à donner des règles sur la disposition des classes, leur construction, etc., sujet qui demande de longs développements et fait l'objet d'un traité spécial. — Les professeurs, instituteurs devront s'inspirer du travail de M. Gellé.

L'important est que le maître actuellement sache qu'un mauvais élève peut n'être qu'un sourd, ou, pour mieux dire, un mal entendant.

Surdité par bouchons de cérumen. — L'accumulation des sécrétions du conduit auriculaire rend sourd un nombre considérable de personnes, surtout à la campagne. Comme les médecins ne savent pas en général examiner les oreilles, les sourds s'adressent à tous les individus, non médecins qui vantent leur méthode dans les journaux. — Quel que soit le cas de surdité, il leur est toujours expédié un liquide très cher pour injection dans l'oreille et quand la surdité est due à la saleté formant bouchon, la guérison est immédiate. — Ainsi s'expliquent ces lettres de remerciements envoyées par beaucoup de malades très sincères. Le moindre otologiste pourrait en accumuler des centaines par mois.

Suppurations de l'Oreille.

Importance de la question.— Complications: Surdité complète ou incomplète. — Polypes de l'Oreille. — Carie osseuse. — Méningite. — Paralysies. — Utilité d'un traitement approprié. — Préjugés.

L'apparition du pus est l'aboutissant de presque

toutes les affections aiguës de l'appareil auditif; à cette période de cette maladie l'intervention du médecin *compétent* est indispensable.

La surdité à la suite des écoulements d'oreilles fait réformer un nombre considérable de conscrits, et toujours parce qu'il règne un vieux préjugé contre lequel les spécialistes n'arrivent pas à lutter; un nombre encore trop grand de médecins ignorants contribuent à l'entretenir. — « Cela se passera avec l'âge. — Cela fait sortir les humeurs qui se porteraient ailleurs » — et on laisse couler les oreilles, accumuler le pus qui se putréfie et répand bientôt une odeur repoussante.

Pendant ce temps tous les organes de l'appareil auditif se détruisent l'un après l'autre et la surdité s'établit. Si c'est chez un jeune enfant il devient sourd-muet.

Bien heureux encore s'il ne survient pas de complications comme les paralysies faciales, les méningites, les mastoïdites.

On doit toujours avoir présent à l'esprit ces paroles de Wilde, « tant qu'un écoulement existera on ne pourra *jamais dire où il conduira* ». Nous en avons vu un triste exemple au Mont-Dore il y a cinq ou six ans.

Si encore les médecins savaient laver une oreille et surtout apprendre à leurs malades de bien le faire, ce ne serait que demi mal, mais nous voyons tous les jours le contraire. Ce qui est plus amusant, c'est de voir le nombre considérable de malades qui croient à l'efficacité des eaux minérales employées en injection dans l'oreille, comme si les microbes avaient à s'en inquiéter. *Une oreille bien lavée, lavée comme il faut, ne doit plus répandre d'odeur*.

L'importance du lavage bien fait dans l'oreille est telle que nous avons guéri un écoulement d'oreille datant de 35 ans chez un monsieur de Noirétable, et nous pourrions en citer bien d'autres.

C'est dire que le traitement thermal des écoulements d'oreilles représente une de ces bonnes plaisanteries dont sont coutumières toutes les villes d'eaux sans exception.

L'important est de débarrasser l'oreille des sécrétions qu'elle produit, d'empêcher l'accumulation et la décomposition du pus, et surtout de conduire le malade au spécialiste. — Un ràclage, une cautérisation faite délicatement par une *main habituée* arrête généralement très vite la suppuration.

Il est possible alors de diriger un traitement qui tirera le meilleur parti de ce que la suppuration n'aura pas détruit.

Pour bien faire une injection, il faut se servir d'un appareil dont la canule doit être terminée par un tube de caoutchouc d'environ un millimètre de diamètre, de *manière à pouvoir l'enfoncer dans l'oreille sans blesser aucun organe ni provoquer de douleur.* Le malade redresse seul son conduit auriculaire en levant le pavillon en haut et en arrière avec la main du côté opposé. Un aide introduit alors doucement l'extrémité de la canule terminée par le tube de caoutchouc : un récipient en forme de haricot tenu par l'autre main du malade s'adapte exactement aux contours du cou et l'injection peut être faite sans dégâts d'aucune sorte. Il faut injecter de l'eau antiseptique contenant en même proportion tous les sels du sérum, jusqu'à ce que l'oreille soit propre ; qu'il ne sorte plus aucune parcelle de pus ou d'épithélium macéré.

Il nous est arrivé d'injecter quatre et cinq litres d'eau dans l'oreille avant d'obtenir une propreté suffisante. C'est d'autant plus important que l'oreille malade est un milieu où les microbes ne demandent qu'à se développer. Plus on en laisse par un lavage mal fait, plus vite ils pulluleront.

Après l'injection, il est nécessaire de sécher l'oreille avec du coton hydrophile phéniqué qu'on renouvellera trois ou quatre fois de manière à ne laisser aucune trace d'humidité, ce qui favorise la pullulation des microbes.

« L'eau est l'ennemie de l'oreille » (Loewe).

Il faut aussi avoir soin de faire les lavages au moins deux fois par jour et surtout ne pas mettre du coton ordinaire ni des poudres peu solubles dans le conduit auriculaire. Il est bon aussi de pratiquer l'antisepsie du nez.

Contre les douleurs d'oreilles on emploiera la glycérine à 30° phéniquée au 1/10 et les opiacés, la cocaïne suivant les cas.

3

Otite catarrhale.

Toutes les personnes qui sont fréquemment enrhumées du cerveau ou dont les voies nasales ne sont pas normales, sont appelées à être sourdes.

L'inflammation de la muqueuse nasale se transmet à l'oreille moyenne par la trompe d'Eustache ; bientôt cette trompe se ferme, l'air ne se renouvelle plus librement dans l'oreille, le tympan s'enfonce et fait prendre des positions défectueuses aux osselets ; la muqueuse s'épaissit et l'appareil auditif ne fonctionne plus.

Le malade se fait insuffler de l'air dans l'oreille pendant des années et il n'obtient que des améliorations passagères ; peu à peu la surdité devient irrémédiable.

Cependant, il y a lieu de ne pas désespérer. M. Sexton de New-York a obtenu des améliorations étonnantes par l'enlèvement du tympan et des osselets et cette opér. tion nous paraît avoir un grand avenir lorsqu'elle aura été bien étudiée. Quoi qu'il en soit, le traitement ne devra pas simplement consister en insufflations d'air ni de médicaments, mais bien dans le traitement direct de la muqueuse nasale par le spécialiste, l'enlèvement des obstacles, les scarifications, les grattages qui amènent rapidement une amélioration et surtout enrayent l'affection (1).

Surdi-mutité.

La plupart des sourds-muets le deviennent par la négligence des parents qui laissent suppurer les

(1) Ces jours-ci nous avons guéri par un grattage, une jeune fille de 16 ans, qu'on sondait depuis des mois. — Nous pourrions citer bien d'autres exemples.

oreilles jusqu'à leur complète destruction. Le meilleur est encore de recourir au spécialiste qui verra si le cas est ou non désespéré et si on peut en tirer quelque résultat.

Bourdonnements. — Bruits dans les oreilles. Vertige.

Pour tous les renseignements concernant les autres causes de surdité, nous renvoyons les lecteurs aux livres spéciaux; ils y trouveront tous les détails. Si nous parlons des bruits dans l'oreille, c'est qu'ils ne dépendent pas seulement des affections de l'oreille. Souvent ils compliquent ces dernières et sont dus au mauvais état général, aux affections du cœur, des reins, au diabète, à l'anémie. On voit par là si nous avons raison de ne pas nous en tenir à l'examen du tympan quand nous sommes consulté pour l'oreille. Journellement, il nous arrive d'être utile à nos malades, d'améliorer leur audition, leurs bruits sans même toucher les oreilles.

Maladies des Yeux

« L'examen ophtalmoscopique des malades deviendra aussi nécessaire que l'auscultation, la percussion ou l'examen des urines. » (Panas.)

Le devoir de tout médecin sérieux, de celui qui doit compter beaucoup plus sur son savoir que sur son savoir-faire, est d'examiner les yeux comme il doit analyser les urines, inspecter le nez, les oreilles, le larynx, etc.

Il est certaines maladies dont les signes débutent par les yeux. Nous pouvons citer l'ataxie ou tabès, la paralysie générale. Il en est d'autres, comme la syphilis, l'albuminurie qui ne sont souvent décelées que par l'ophtalmoscope et, un jour viendra, nous l'espérons du moins, où tous les médecins connaîtront un peu les maladies des yeux.

Tous les oculistes admettent aujourd'hui que le larmoiement, la dacryocystite ou suppuration du sac lacrymal, beaucoup de conjonctivites, kératites et blépharites, sont dues à une affection nasale, principalement à l'obstruction du nez (nez bouché), à l'ozène.

Le traitement de toutes les affections externes de l'œil est donc du ressort des médecins spécialistes pour les maladies du nez.

Electrothérapie. — Massage médical.

Nous n'avons pas à hésiter à faire les dépenses nécessaires pour acheter les appareils et instruments nécessaires et utiliser tous les procédés et tous les moyens que nos études continuelles et variées nous permettent d'employer.

C'est pour cela que nous avons créé une installation d'électrothérapie qui nous rend beaucoup de services, principalement chez les anémiques, les nerveux.

« Charcot, assisté du Dr Vigouroux, a remis en honneur l'électricité statique qui est aujourd'hui préconisée, sans exclusivisme d'ailleurs, par l'école de la Salpêtrière. Charcot lui donne le nom de bain électro-statique. Le malade placé sur un tabouret isolé est mis en communication avec un des pôles de la machine. Il se trouve plongé tout entier dans une sorte d'atmosphère électrique. Mais cette méthode, applicable dans les grands centres et pour les spécialistes, n'est pas facilement utilisable pour les praticiens à cause des grands appareils qu'elle nécessite, qui sont coûteux et dont le fonctionnement n'est pas toujours égal (1).

L'électricité constitue donc un précieux moyen d'action dans la neurasthénie. Elle manifeste ses propriétés curatives en ramenant le sommeil, en favorisant les fonctions digestives, en régularisant les garde-robes, en tonifiant le système nerveux tout entier. (*Monde Médical*.)

« L'électricité statique a pour moyen principal le bain électrique dont l'effet calmant est des plus nets après quelques séances. Il fait disparaître l'insomnie et la fatigue, augmente l'appétit et agit puissamment sur la nutrition, comme on peut s'en assurer par l'analyse des urines, qui contiennent plus d'urée et une

(1) Nos machines statiques, d'un modèle tout à fait nouveau, fonctionnent toujours.

quantité plus faible d'acide urique. Le souffle guérit la céphalalgie ; l'étincelle fait contracter les muscles, combat la constipation ; la friction est un stimulant général ».

« Le bain statique augmente la production d'acide carbonique et la consommation d'oxygène. » (D'Arsonval, Académie de médecine.)

Nous combinons souvent l'électricité au massage isolé ou combiné. C'est-à-dire que nous faisons quelquefois masser le malade pendant qu'il est électrisé. Nous avons dressé un masseur qui ne craint pas l'électricité.

Massothérapie. — Le massage est d'un précieux secours contre les troubles que pourrait provoquer l'immobilité prolongée. Il favorise la nutrition des tissus, active la circulation cutanée et intra-musculaire, augmente la production d'urée. Ce massage comprend les frictions de la peau, le pincement, la percussion, la malaxation des muscles. A cela il faut joindre des mouvements passifs communiqués aux articulations, mais *l'intervention de la volonté du malade doit être soigneusement écartée*, il doit subir ces diverses opérations et n'y aider en aucune façon. Le massage de l'abdomen doit être fait avec le plus grand soin, il est d'une évidente utilité contre la constipation et l'atonie gastrique. Il doit être pratiqué dans le sens des mouvements péristaltiques depuis le cœcum jusqu'à l'S iliaque.

Rhumatismes. — Douleurs. — Névralgies.

« Toutes les villes d'eaux guérissent ou soulagent le rhumatisme » ; ou autrement dit, l'hydrothérapie, bien comprise, est surtout la partie active du traitement.

Nous voudrions avoir à notre disposition tous les procédés et les systèmes employés ailleurs, comme les bains térébenthinés, le massage sous la douche, etc. *Aix doit son succès à ses masseurs.*

Le traitement est trop variable suivant les cas pour donner une indication utile à tous, et le meilleur conseil que nous puissions donner, est de prendre au moins un seul avis d'un médecin.

Les douches chaudes constitueront en général le principal traitement. On pourra y ajouter les bains très chauds de courte durée, les douches et bains de vapeur.

Nous faisons grand usage des applications électriques. Nous avons déjà guéri plusieurs névralgies rebelles par l'application de l'électricité statique ou dynamique.

La sciatique résiste souvent à toute médication : nous avons guéri un malade en lui pliant violemment la cuisse sur l'abdomen, la jambe restant étendue.

On se trouvera bien aussi de l'application de bas-varices recouvrant toute la cuisse, mais, avant d'imposer cette dépense à nos clients, nous leur appliquons nous-même nos bandes de caoutchouc à titre d'essai et, s'ils s'en trouvent bien, ils peuvent ensuite commander leur bas-varices.

Grâce à tous ces procédés et bien d'autres encore, dans le détail desquels nous ne pouvons entrer, les pauvres malades sont rarement condamnés à ces souffrances intolérables qui duraient autrefois une partie de la vie.

Conseils par correspondance.

A chaque instant, des personnes nous écrivent pour avoir des renseignements sur une affection du nez, de la gorge, du larynx ou des oreilles.

Le meilleur conseil, que nous leur donnons toujours, *c'est d'avoir recours à un spécialiste;* mais, comme il existe actuellement en France soixante-dix départements qui en sont dépourvus, ce conseil est plus facile à donner qu'à suivre.

Nous sommes donc obligé, pour être vraiment utile à nos correspondants, de leur adresser un petit questionnaire auquel il suffira de répondre directement au numéro d'ordre.

Nous sommes assistés de deux médecins pendant l'été et, de n + 1 pendant l'hiver à notre « Clinique-École ». Il nous est donc facile de répondre *gratuitement à toute première consultation par écrit*, accompagnée d'une enveloppe timbrée avec l'adresse ou simplement deux ou trois timbres pour nos frais matériels.

Le personnel extra-médical dont nous disposons nous permet aussi de donner des renseignements, à titre purement gracieux, sur notre pays, ses produits, son histoire naturelle, les eaux du Mont-Dore et de la Bourboule, les moyens d'y faire un séjour, les excursions à faire, etc.

Pour aller au devant des critiques, nous prévenons le public que, malgré la gratuité de nos conseils et renseignements médicaux ou autres par correspondance : 1° *tous les instruments et médicaments ordonnés peuvent s'acheter chez tous les pharmaciens ; 2° Nous n'en prescrivons jamais un seul qui, tout en étant vendu par le pharmacien des personnes qui nous écrivent, pourrait nous laisser un bénéfice.*

Néanmoins, en raison de la difficulté que les médecins, les pharmaciens et les malades rencontrent souvent pour trouver certains instruments et médicaments *spéciaux*, difficiles à préparer et d'une *qualité irréprochable*, nous pourrons, s'ils le désirent, *les leur procurer aux conditions les plus avantageuses.*

Aucun médecin-spécialiste, pharmacien, ni aucun fabricant d'instruments n'a et ne peut réunir (du moins à l'heure actuelle), grouper, faire préparer ou contrôler, *tous les produits, instruments et médicaments concernant les maladies de la gorge, du larynx, du nez et des oreilles.*

La plupart des spécialistes sont obligés de donner des adresses pour chaque appareil ou nouvelle préparation médicale. Nos relations continuelles avec tous les médecins de France et de l'étranger qui s'occupent spécialement des premières voies respiratoires, et avec les fabricants du monde entier, nous permettent de réaliser ce desiderata. Certainement, nous rendrons service aux malades et aux médecins, principalement à ceux des campagnes. Ils seront sûr en s'adressant à nous *de se procurer tous les renseignements et les appareils, instruments, produits pharmaceutiques* qu'on trouve dispersés dans tous les pays, et chez de nombreux fabricants ou pharmaciens ; en un mot tout ce qui concerne les affections à l'enseignement desquelles nous employons nos hivers. Les médecins peuvent venir à notre clinique, nous conduire des malades pour avoir notre avis et pouvoir les soigner ensuite.

Nous croyons devoir mettre en garde le public contre ces agences financières qui sous les noms pompeux « d'Institut », « Etablissement » médical, etc., sont tenus par de vulgaires charlatans, la plupart étrangers à la médecine.

Hygiène de la peau du visage. Conservation du teint.

La doctoresse Pokitonoff s'est spécialement consacrée à l'étude de l'hygiène de la peau du visage et à la conservation du teint, ainsi qu'à celle des moyens à employer pour retarder l'apparition des rides et la disparition de celles qui sont précoces « toujours dues à un mauvais fonctionnement de la peau. »

Nous avons pu suivre sa méthode tout l'hiver dernier à notre clinique où elle a adjoint un service spécial pour les maladies de peau. Nous avons pu constater aussi combien étaient justes les procédés qu'elle emploie et sa manière de voir.

« Pour avoir un beau teint, dit-elle, il ne faut jamais mettre de l'eau sur le visage. » Cela ne veut pas dire qu'il ne doit pas être tenu propre ; « au contraire, elle préconise la véritable propreté, c'est-à-dire l'absence de microbes et l'impossibilité du développement de leurs germes. »

Un massage régulier, bien fait, avec les produits indiqués par elle, entretient le teint et *amène la disparition des rides précoces*. Disons enfin qu'il est facil de priver le visage de tous les petits bobos désagréables à la vue, tels que : points noirs, points blancs, petites veines, poils disgracieux boutons, verrues, etc.

Il en est de même pour ceux des autres parties du corps, comme le dos, les bras où la peau est chez certaines personnes, pleine d'aspérités rudes au toucher et désagréables à la vue.

Nous engageons nos lecteurs à lire l'important ouvrage « La Beauté par l'hygiène, » que vient de publier notre collègue.

Nez rouge. — Eczéma du Nez.

Rien n'enlaidit le visage, le plus régulier de forme et d'aspect, comme la congestion, la rougeur de l'extrémité nasale. Sur l'homme le plus sobre plane le soupçon des excès alcooliques et, chez la jeune femme, la conséquence est encore plus grande, non seulement pour sa réputation, mais encore pour sa beauté.

Pendant près de 15 ans, nous avons été affligé de cette petite infirmité et nos médecins ne connaissaient que l'usage de mille et une pommades

dont la seule propriété était de rendre le nez lui-
sant, ce qui en complétait le charme (?).

La rougeur du nez est presque toujours *due à
une affection intra-nasale.*

Le plus souvent, ce sont des personnes qui
prennent des rhumes de cerveau fréquents, qui
ont le nez souvent bouché. La circulation est
gênée et le sang stagne à l'extrémité du nez et
le congestionne. On trouve aussi cette rougeur
chez les malades qui mouchent énormément ; des
croûtes, des mucosités, des caillots de sang. En
général, ils ont en même temps de l'eczéma du
lobule interne.

Nous avons guéri déjà trois ou quatre malades
venus plusieurs années aux eaux se pulvériser
religieusement l'extrémité du nez sans obtenir le
moindre résultat.

Le nez rouge ne nuit pas seulement à l'esthéti-
que, il peut encore devenir dangereux.

Toute partie du corps où la circulation est
ralentie devient un lieu d'élection pour les microbes. Nous avons vu une belle jeune femme de
la Gironde venir trois ans se pulvériser le nez.
La quatrième année le lupus (tuberculose de la
peau) s'y est déclaré et lui a détruit une partie du
lobule.

C'est à grand peine si nous avons pu enrayer
l'affection par un traitement et une opération intra-
nasale.

Nous avons aussi guéri plusieurs malades à
notre clinique, chez lesquels les traitements indiqués par les plus éminents spécialistes de la peau
n'avaient en rien modifié la rougeur du nez.

Quant à l'eczéma du lobule il est presque toujours dû à une succession de petits furoncles qui

ont irrité profondément la peau. D'autres fois, ce sont les mucosités très abondantes qui lui ont donné naissance et l'entretiennent surtout à la suite du coryza.

Traitement. — La modification dans la couleur du nez est surtout le domaine du médecin spécialiste. Pour l'eczéma, il faudra modifier la muqueuse intra-nasale de manière à diminuer les sécrétions. Après chaque mouchée on introduira un peu de coton hydrophile pour bien sécher les mucosités qui n'irriteront plus la peau.

Quelques scarifications bien faites, amèneront ensuite une amélioration rapide, surtout si le lobule interne est devenu malade à la suite de furoncles.

Eczéma de la lèvre supérieure.
Hypertrophie.

L'eczéma de la lèvre supérieure, si rebelle chez l'homme, a *presque toujours été provoqué par l'écoulement du liquide et de mucosités nasales lors d'un coryza aigu.* A chaque attaque de rhume de cerveau, l'eczéma reprend de plus belle et les malades en sont réduits à faire tous les traitements, subir des scarifications, etc.

Lorsqu'un malade atteint d'eczéma de la lèvre supérieure nous demande nos soins, *nous traitons d'abord l'affection intra-nasale.* Nous apprenons ensuite au malade à disposer son mouchoir de manière que les sécrétions nasales ne touchent pas la lèvre; puis, à sécher l'intérieur du lobule du nez avec du coton hydrophile, de manière à ne laisser aucune trace d'humidité. On peut diminuer l'épaisseur d'une lèvre, principalement chez les jeunes gens et les jeunes filles lym-

phatiques, par de légères applications de galvano-
cautère à la partie interne de la lèvre et cela sans
aucune douleur.

Eczéma. — Démangeaison des Oreilles.

Si nous consacrons quelques lignes à l'eczéma
du conduit de l'oreille, c'est qu'il est généralement
dû à l'écoulement du pus chez des personnes qui
ne savent pas se laver les oreilles. Disons tout de
suite qu'elles constituent la majorité. Nous pouvons en dire autant des médecins, dont beaucoup
(90 0/0) ne savent pas regarder un tympan. L'eczéma
du conduit auriculaire peut aussi avoir été provoqué par des furoncles consécutifs, etc. Quelle
qu'en soit la cause, le conduit est généralement
tuméfié, *très difficile à inspecter et par conséquent
à soigner*. C'est dire que le traitement de l'eczéma
de l'oreille doit être fait par un spécialiste très
habitué à s'éclairer et voir dans une oreille ce qui
ne s'apprend que par une pratique de tous les
jours.

Maladies de la Peau.

Régime. — Éviter les excitants, le café, l'alcool, le
vin, les épices, le poisson de mer, le fromage, les viandes
faisandées et salées, sans être trop absolu, car il y a des
personnes qui n'en souffrent pas.

« Il y a grand avantage à veiller à la bonne tenue
des voies digestives (antisepsie intestinale) et à favoriser
l'évacuation large et régulière des déchets que doivent éliminer le foie, le rein, le gros intestin. »

Si la constipation est trop rebelle, il faudra essayer
du massage, de l'électrisation qui offrent l'avantage de
ne pas imposer de médicaments au tube digestif.

Il est de la plus haute importance de se tenir la
bouche propre, de faire obturer ou arracher les dents

gâtées, de s'assurer que les amygdales ne sont pas remplies de matières blanchâtres, en putréfaction. Toutes ces matières et les subtances qui restent après les dents sont pleines de microbes et développent dans l'estomac bes substances qui ont une très grande influence sur le don fonctionnement de la peau. — *Il en est de même pour les croûtes, les mucosités nasales qui tombent fréquemment dans la gorge, sont avalées à l'insu du malade, principalement la nuit et rendent quelquefois des eczémas* rebelles à tous les traitements.

Nous avons déjà guéri plusieurs malades dans ces conditions.

Les lavages d'estomac nous ont toujours très bien réussi chez les personnes à peau grasse, dont la digestion est difficile, troublée par des cauchemars. Il ne nous a rien donné chez les autres.

Gargarisme ou bain de gorge.

C'est le contact plus ou moins prolongé d'un liquide avec la muqueuse pharyngienne et celle de l'isthme du gosier; voici comment il se pratique : Le malade, après avoir pris une légère gorgée du médicament, penche la tête légèrement en arrière, produit un mouvement de déglutition incomplet, silencieusement il laisse l'eau en contact avec les parties qui la contiennent, et, finalement, pour favoriser encore ce contact, il incline alternativement à droite et à gauche.

De la manière de prendre une douche.

Si l'on garde l'immobilité sous la douche, il est facile de constater que sous l'impression du jet, les muscles se roidissent et gênent, par conséquent, la circulation; tandis que les mouvements la facilitent (témoins, les mouvements de la main dans la saignée du bras).

C'est pourquoi nous recommandons à nos malades d'exécuter, sous le jet, les mouvements que font les jeunes soldats dès leur arrivée au corps, c'est-à-dire :

1° Flexion de la colonne vertébrale en avant et en arrière.

2° Marquer le pas en élevant le genou le plus haut possible, à la hauteur des côtes.

3° Se baisser jusqu'à s'asseoir sur les mollets et se lever ensuite alternativement.

C'est un nouveau procédé que les baigneurs acceptent avec plaisir et qui a l'avantage d'augmenter l'action thérapeutique de la douche.

Durée. — Nous prescrivons une à trois minutes de douche. Le meilleur est d'aller jusqu'à un léger essoufflement.

Nous voudrions avoir, comme à Aix, le massage sous la douche et dans certains cas de grande anémie la douche dans la position couchée, pendant qu'un aide fait exécuter des mouvements passifs au malade. C'est ainsi que cela se pratique à Bourbonne.

Hygiène générale.

« Mangez peu, et surtout buvez peu » le soir et vous dormirez toujours bien. Allez le plus possible à l'air. C'est le meilleur de tous les médicaments. A l'heure actuelle les trois maladies qui tuent un quart du genre humain (tuberculose, pneumonie ou fluxion de poitrine, fièvre typhoïde), *se guérissent aussi bien avec, que sans médicaments.*

A Falkestein, en Allemagne, les tuberculeux prennent très rarement des remèdes. On se contente de les faire coucher à l'air, bien couverts sous des verandahs abritées du vent, de 8 h. du matin à 10 heures du soir, *même en temps de neige.*

Pourquoi n'avons-nous pas dans notre station une installation semblable ?

La nuit à Falkestein on laisse la fenêtre entr'ouverte.

« Laissez votre fenêtre ouverte, couvrez-vous bien et vous n'aurez pas froid. » Peter.

Protégez vos yeux et vos oreilles par un bandeau ou enfoncez davantage le traditionnel bonnet de coton.

Portez un tricot pour le cas où vous vous découvririez pendant le sommeil.

Si vous avez peur d'ouvrir la fenêtre toute grande, vous pouvez l'entre-bâiller, de manière à ce que les deux montants du milieu se touchent, mais qu'en haut et en bas existe un espace triangulaire qui constitue le meilleur des ventilateurs.

Il n'y a aucun inconvénient à faire du feu si on ne peut perdre l'idée que le froid est dangereux. Ce que nous préconisons ce n'est pas la fraîcheur, mais bien le renouvellement de l'air.

Ce nouveau système est si important qu'il n'est pas rare de voir disparaître ou tout au moins diminuer les sueurs profuses de la nuit qui laissent le malade dans l'abattement le plus complet.

Depuis dix ans nous couchons la fenêtre ouverte et cela nous a valu le rétablissement d'une santé délabrée par le séjour dans l'air confiné des pensions.

Supprimez les tapis, les rideaux de lit, de fenêtres, etc.

Nous promettons notre concours et le succès à l'hôtel de nos stations, qui fera disparaître les tentures; nous donnera des chambres entièrement nues, à murs unis où il n'y aura que les meubles stricts, faciles à nettoyer, des lits et sommiers en fer.

On ne va pas à l'hôtel, pour respirer les poussières des crachats des personnes qui vous ont précédé. — Faites de même chez vous, ne soyez pas esclave du voisin et ne tenez aucun compte de son opinion s'il vous trouve proprement installé, mais sans aucun de ces trompe-l'œil fait exprès pour accumuler les poussières, emmagasiner les microbes qui porteront le deuil dans les familles le jour où l'on s'y attend le moins. La plupart des maladies sont contagieuses, on en cultive aujourd'hui les germes dans les laboratoires comme on cultive la levûre de bière, le micoderma acéti du vinaigre, etc.

Nous nous élevons avec force, mais sans aucun espoir de succès contre les robes traînantes de nos élégantes.

C'est très « distingué » de balayer tous les crachats des poitrinaires qui se dessèchent après la robe, et, dont la poussière, la partie essentiellement dangereuse est le lendemain répandue à profusion dans l'appartement. *Nous ne nous étonnons que d'une chose, c'est que dans toutes les familles riches, toutes celles dont les dames portent la robe traînante, ne deviennent pas poitrinaires.*

Heureusement que tout le monde n'est pas tué dans une bataille.

Les personnes dont les voies respiratoires sont atteintes devront surtout aller à l'air dans les bois, dans les montagnes, respirer un air pur, débarrassé des poussières. Les jours de pluie, il est bon de porter des caoutchoucs ou des sabots, il y en a de très élégants.

Histoire naturelle du Pays.

Pendant quatre ans, nous avons organisé des promenades scientifiques auxquelles ont pris part jusqu'à 150 personnes à la fois. Notre but était de faire connaître le pays et de procurer quelques distractions utiles aux baigneurs.

Ces excursions publiques permettaient à l'élite intellectuelle de se grouper, de se réunir, d'explorer nos montagnes, de s'instruire mutuellement sur la faune et la flore; sur l'histoire de nos roches, de nos glaciers, de nos volcans.

Nous sommes encore à la disposition de toutes les personnes s'intéressant à l'histoire naturelle et qui voudraient connaître les noms des plantes, des minéraux et diriger leurs promenades le plus fructueusement possible.

Si ce petit Guide médical a rendu quelques services, nous demandons, comme remerciement, de le communiquer aux personnes atteintes des maladies des premières voies respiratoires et à celles qui vont au Mont-Dore et à la Bourboule.

« La Clinique-École » est ouverte toute l'année, mercredi et vendredi de 4 à 6 h., dimanche de 9 à 11 h. et dirigée pendant notre séjour aux eaux du Mont-Dore et de la Bourboule par un de nos anciens élèves et amis dont nous garantissons la compétence et l'honorabilité. C'est le même que l'année dernière.

Dans le même local se trouvent : la *Clinique des Bègues du Dr Lamare;* une clinique pour les maladies de la peau ; une clinique des yeux tenue par un oculiste distingué ; une clinique d'électrothérapie et de massothérapie, etc.

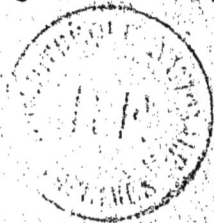

Paris. — Imprimerie TROUBLE, 7 bis, boulevard de Vaugirard.

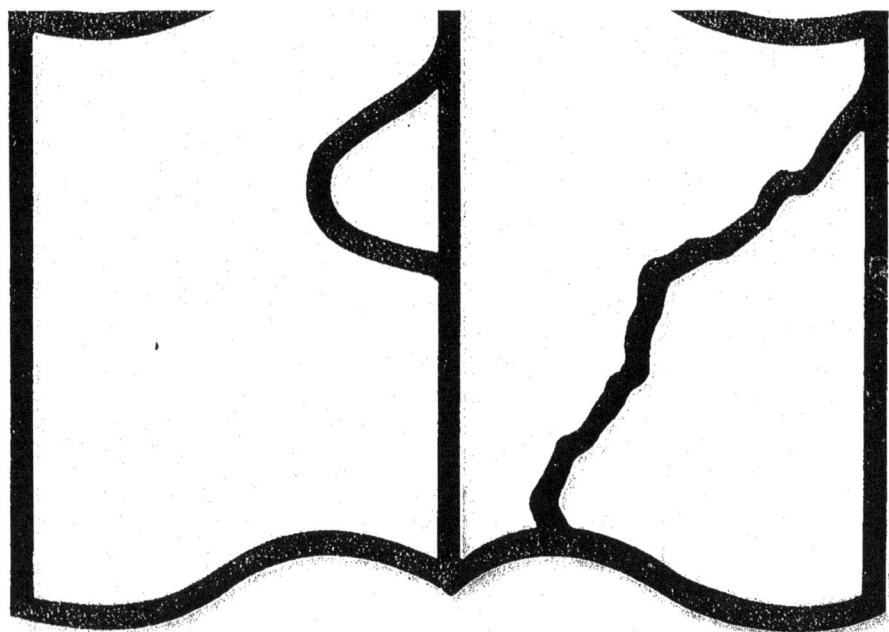

Texte détérioré — reliure défectueuse

NF Z 43-120-11

www.ingramcontent.com/pod-product-compliance
Lightning Source LLC
Chambersburg PA
CBHW050622210326
41521CB00008B/1347